医者仁心 师者正道

国家出版基金项目
NATIONAL PUBLICATION FOUNDATION

柴嵩岩
中医妇科临床经验丛书

总主编　柴嵩岩

濮凌云　编著

柴嵩岩
子宫内膜异位症治验

中国中医药出版社
·北京·

图书在版编目（CIP）数据

柴嵩岩子宫内膜异位症治验 / 濮凌云编著 . —北京：
中国中医药出版社，2020.6
（柴嵩岩中医妇科临床经验丛书）
ISBN 978-7-5132-5891-3

Ⅰ.①柴… Ⅱ.①濮… Ⅲ.①子宫内膜异位症—中医
临床—经验—中国—现代 Ⅳ.① R271.19

中国版本图书馆 CIP 数据核字（2019）第 275880 号

中国中医药出版社出版

北京经济技术开发区科创十三街 31 号院二区 8 号楼
邮政编码 100176
传真 010-64405750
河北省武强县画业有限责任公司印刷
各地新华书店经销

开本 710×1000 1/16 印张 17 彩插 0.5 字数 233 千字
2020 年 6 月第 1 版 2020 年 6 月第 1 次印刷
书号 ISBN 978-7-5132-5891-3

定价 68.00 元
网址 www.cptcm.com

社 长 热 线 010-64405720
购 书 热 线 010-89535836
维 权 打 假 010-64405753

微信服务号 zgzyycbs
微商城网址 https://kdt.im/LIdUGr
官 方 微 博 http://e.weibo.com/cptcm
天猫旗舰店网址 https://zgzyycbs.tmall.com

如有印装质量问题请与本社出版部联系（010-64405510）

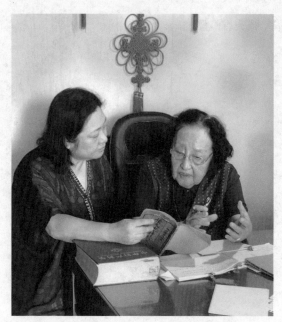

—— 柴嵩岩给弟子濮凌云（左）授业解惑 ——

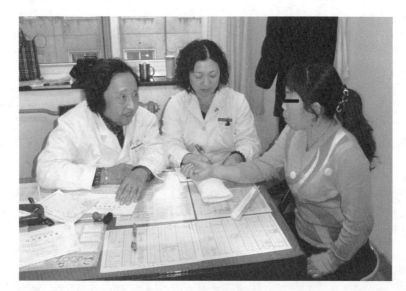
—— 弟子濮凌云（中）跟随柴嵩岩老师抄方学习 ——

王序

"人有向上向善之心，总有为他人做点事之情"，这是已进入耄耋之年的中医老专家柴嵩岩的夙愿。她为了把 60 多年积累的经验总结梳理出来，不避寒暑，不顾疲劳，秉烛笔耕 10 多年，指导学生帮助她将中医妇科临床经验编辑为 10 册丛书。看着她书桌上那一笔一画撰写和反复修改的堆积盈尺的书稿，眼前便会浮现出柴老满头白发、埋首书案的身影，她的勤奋和执着令我们敬佩。

时间是宝贵的，精神是无价的。从柴老这套用心血凝成的丛书中，我们看到她"无欲无求"的无私奉献；看到她"誓愿普救含灵之苦"的"大慈恻隐之心"；看到她救死扶伤，手到病除的高超医术；看到她渴望中医后继有人，祈盼他们茁壮成长的拳拳热望；也看到她孜孜以求、精益求精、实事求是、一丝不苟的科学态度。这种精神就是我们倡导的，人们崇尚的大医精神，就是我们的中医之魂。

人才是宝贵的，像柴老这样的专家更是我们的国宝。能把他们的经验，以中医理论整理出来，继承传播下去，是民族的责任，也是世界的福音，而这经验必将随着历史的进程，随着医学科学的发展，越来越显现出其不可替代、无可比拟的价值，相对于时空的流逝，我们怎样估价都不过高，这也是我们中医人为之呕心沥血、前赴后继、倾心投入、顽强奋争的根本原因。尽管回首过去我们历尽坎坷，展望前景仍将困难重重，但是我们坚信，道路是曲折的，前途是光明的，未来的医学展现在我们面前的必然是关不住的满园春色，而中医，恰是这个大花园中最醒目、最艳丽的一枝奇葩。

每当我看到大家为振兴中医而做出的努力，都会被深深感动，中医事业太需要这样的努力，太需要这样努力的志士。为此，我借柴老的丛书面世之际，写了上面的话，与大家共勉。

王国玮

2019 年 5 月

屠序

《柴嵩岩中医妇科临床经验丛书》要出版发行了。

耄耋之年的柴嵩岩先生，饱谙对中医妇科学的智慧感悟，率众继承人撰写这套丛书，是 60 余年杏林生涯的心血撷菁。

我们翩翩自乐于丛书的出版，因为在中医学的医学宝库中，国医大师柴嵩岩又续新的篇章，中医药事业薪火相传。

大师常说，我是站在巨人的肩膀上成长的。大师青年时期师承近代伤寒大师陈慎吾，学习中医经典及临床技能；获得医师执业资格后考入北京医学院"首届全国中医药专门研究人员班"，师从现代名医吴阶平、严仁英，接受西医学理论及方法论学习；20 世纪 50 ～ 60 年代，毕业后再与京城名医刘奉五、郗霈龄、祁振华、姚正平等共事于北京中医医院，受多位名家影响。这样的成长之路，使大师日后脱颖而出，形成"柴嵩岩中医妇科学术思想及技术经验知识体系"时，博采众长，兼容并收，临床实用。既有中医学师承的烙印，又体现出辩证唯物主义物质观、发展观、整体观的科学理念。

　　大师常说，医者要有视野与格局。医者行医，是对人的观察与研究。在相当长一段时间内，医者学的是技术，但要学"出来"，终究靠的不是单纯的医学技术。大师提倡做"杂家"，知天下事，关注经济学、政治学、法学、伦理学、历史学、社会学、心理学、教育学、管理学、人类学、民俗学、新闻学、传播学等一系列学科的动态与发展，正所谓"功夫在身外"。

　　大师一生怀感恩之心。感恩社会给予的成长环境，感恩前辈铺平的成长道路，感恩患者造就的成长机会，感恩团队、同道的协作铸成个人成就。

　　人说，万事皆有因。有信念，就有态度，就有行为，就产生结果。

　　我眼中的大师大概就是这样：宽以容人，厚以载物。博学成医，厚德为医，谨慎行医。

　　让我们细细品读《柴嵩岩中医妇科临床经验丛书》吧。

2019 年 12 月

刘序

我认识柴老是在多年以前，那时的她在业界和社会上已是相当有名，全国各地求诊的患者络绎不绝。由于工作繁忙，我们每次谈话都很仓促，记得柴老谈得最多的是对专业发展的思考，她"想做的事情很多"，而我总是叮嘱她要保重身体。转眼间，柴老以85岁高龄获得宋庆龄樟树奖，这是妇幼事业的终身成就奖。在颁奖致辞中，柴老提及治愈病患喜得贵子的喜悦，也谈及对妇科疾病日益增多的担忧，语言平实却感人至深，我想那是内心真感情的流露，里面"孕育"有几十年的大爱，我认为在那一刻，柴老的理想和生活达成了统一，内心是幸福和满足的，正如她自己所言这是一种"低调的殷实"。柴老60余年厚积薄发，问鼎国医大师的事业和人生之巅，此时她最大的心愿莫过于中医事业的传承，把自己的学术经验留给医院、留给后学，救助更多病患于苦难，所以总结著述是柴老多年的夙愿。经过柴老及其学术团队医师们的努力，《柴嵩岩中医妇科临床经验丛书》喷薄而成。其中，柴氏中医妇科理论体系完整，临床经验涉猎广泛，既秉承了经典中医精髓传承，又包含了现代医学视野，是北京中医医院学术传承的代表之作，值得同道和后学很好地品读。

值此著作出版之际，特向几十年如一日奋斗在中医妇科临床上的柴嵩岩前辈致敬！

2019 年 5 月

柴序

科学是有连续性和继承性的，特别是中医学，它具有很强的实践性，具有深厚的文化底蕴，是我们中华民族独有的医学科学体系。中医学随着数千年的中国历史进程，在不断发现、积累、充实、整理的过程中，经过无数次的实践验证而日臻完善。中医学与我们这个古老民族的健康与繁衍相帮相伴，为中华民族的发展创下永难磨灭的历史功勋，是我们中华民族文化宝库中弥足珍贵的瑰宝。

在浩如烟海的中医典籍中，中医妇科学以其独特的文化视角、服务人群和实践特征崭露头角，经过无数先辈的梳理演绎、分析组合，形成一个独立的医学体系。其已经成为维护广大妇女健康的基石，并具有无限发展的前景。中医妇科学是一门完整的学科，它的特点是以深厚的中医理论为基础，依据妇女特有的生理、病理、心理特点，结合现代医学的客观状态描述，进而分析查找病因病机，综合辨证施治。中医妇科学在长期不断的实践中，探索自身规律，丰富完善理论和实践体系，是具有强大生命力的医学科学。

我在中医妇科临床一线奋斗了 60 余年。在 60 余年的学习工作中，我们看到了时代的进步、科学的普及和人们观念的更新，同时也看到由于生活习惯、社会环境、工作特色发生了太多的变化，从而引起新的疾病和人们新的痛苦。这给我们带来了新的困惑，但也是人类历史上不可避免的，了解、战胜这些疾病成为我们医务工作者不可推卸的责任。

出于职业的责任感及对妇女同胞的同情和关爱，也出于对中医的执着，我们不断地去思考，去探索，去寻求答案。正是在这个过程中，我们再度被中医传统理论所折服。中医古籍中关于"内因""外因""不内外因"实乃导致疾病发生之因的精辟论述，揭开了现代疾病的神秘面纱，指导我们再度攀上攻克疑难的高峰。中医传统理论没有过时，它是真正的不朽之作，在这条路上，我们学无止境。对中医的热爱，是我们永藏心底不变的情结。

在中医妇科临床一线的日夜实践中，我们秉承先辈们的高尚医德，体会领悟他们的经验理论，同时也在积累着对妇女特性和疾病的认知，提高着治疗和调理疾病的能力。我们把从中得到的点滴体会汇集起来，编撰了《柴嵩岩中医妇科临床经验丛书》。

本套丛书共 10 册，包括柴嵩岩中医妇科学术思想荟萃、柴嵩岩中医妇科舌脉应用、柴嵩岩妇科用药经验、柴嵩岩异常子宫出血治验、柴嵩岩妊娠期常见疾病治验、柴嵩岩子宫内膜异位症治验、柴嵩岩多囊卵巢综合征治验、柴嵩岩卵巢早衰治验、柴嵩岩不孕不育症治验及柴嵩岩妇科疑难验案实录等理论和临床经验。各分册以中医理念贯穿全书，综合多方文献资料和经验，以妇科临床常见病、多发病、疑难病为主，同时根据临床实际，将一些专题性的内容独立成册。例如在妇科用药经验分册中，强调依据不同疾病、体质和周期的用药基础，突出个性化药物选择的用药原则；在中医妇科舌脉应用分册中，揭示了舌象与疾病之间特殊的相关性，我们从 20 世纪 50 年代起即以舌象为诊断和用药的重要依据，并与学生用了近 40 年的时间收集、整理了相关资料近 3000 份。由于我们编写团队一直奋斗在临床一线，所以丛书的重点在临床，有相对较多的实践资料，具有较强的临床可操作性。供临床医师参考、为中医临床服务，正是本套丛书编写的宗旨。由于编写经验不足和时间有限，若书中存在疏漏之处，还请广大同道提出宝贵意见，以便再版时修订提高，我和我的学生们向大家致以诚挚的感谢！

柴嵩岩

2019 年 5 月

前　言

　　子宫内膜异位症于 1860 年由 Rokitansky 首先报道，此后 100 多年，随着现代科学技术的发展，历经数代人的不懈努力，子宫内膜异位症的临床诊断水平不断提升，治疗方法各显其能，但疗效却不尽如人意。现代医学对子宫内膜异位症的病因及发病机制至今仍未能完全阐明。

　　子宫内膜异位症是较为常见的妇科病，国外有文献报道，子宫内膜异位症使 5%～15% 的妇女受累。此病好发于 25～44 岁生育年龄的妇女，是一种具有良性病变、恶性影响的疑难病。由于其临床表现的多样性和复杂性，近年来有权威专家更将其称为一种综合征。

　　中医学是个伟大的宝库，其奥妙在于博大精深的理论体系及独特的思维方式。在疑难杂症面前，医师不仅需要深厚的医学理论基础、过人的智慧、超人的毅力，同时还需要大量的临床实践去检验、去修正。国医大师柴嵩岩通过几十年临床实践和对子宫内膜异位症治疗规律的探索，逐步形成了较为成熟的理论及临床治疗思路。柴老师根据子宫内膜异位症的发病特点及病机转化规律，突破以往"血瘀证"之程式化认知，明确提出子宫内膜异位症的病因病机为湿热毒邪侵袭冲任血海，并根据其所反映出的特点，从中医学角度揭示了该病证之本质多为阳证、热证、实证，从而确定了子宫内膜异位症之病因、病机、病位、病证，并据此制定了"解毒热、化湿浊、祛瘀滞、散结聚"的治疗法则，经过数十年临床实践，疗效满意。笔者认为，如此宝贵经验值得推广应用，造福民众。柴老师云："对此顽疾虽不能根除之，但作为医者应尽力帮助病患，缓解和消除病痛，减少和避免疾病复发，满足生育需求，提高生活质量，此乃我们医生应具有的思维。"

笔者跟随柴嵩岩老师学习近30年，在恩师的指导下，在治疗子宫内膜异位症领域努力研学，每获疗效，心存感念。现将恩师在治疗子宫内膜异位症方面的学术经验总结成册，以供临床学习、借鉴。虽竭尽全力，但因本人水平有限，定有诸多不足之处，还请诸位同人指正。

由于临床上子宫腺肌病与子宫内膜异位症多有交集，目前中医各家对子宫腺肌病大多趋向于与子宫内膜异位症按同一病证辨证论治，认为二者病因病机相似，治疗上也大多采用同法同方。柴嵩岩老师对于子宫腺肌病的认识见解独到，临床屡见奇效，故而笔者将柴老师诊治子宫腺肌病的经验总结整理附录于后。

在本书编写过程中，柴老师以耄耋之龄，亲力亲为，每章每节，逐字逐句，仔细审阅，数度修改，令学生感动万分，敬仰之情无以言表。借此谨向恩师致敬！同时，向参与临床病例采集、整理的范禹墨、付晶、苏淑贞、李军玲、李伟、邢宏伟等学生表示感谢。

濮凌云

2019 年 5 月

目录

第一章　学术经验 　　　　　　　　　　　　　　　　001

　一、对子宫内膜异位症的独特认识　　　　　　　　　　002

　二、子宫内膜异位症的四大病证　　　　　　　　　　　003

　三、子宫内膜异位症的治疗策略　　　　　　　　　　　006

　四、子宫内膜异位症的处方用药之道　　　　　　　　　007

　五、子宫内膜异位症的禁忌　　　　　　　　　　　　　018

　六、基础体温监测在子宫内膜异位症诊治中的应用　　　018

第二章　验案精粹 　　　　　　　　　　　　　　　　025

　一、典型验案　　　　　　　　　　　　　　　　　　　026

　二、其他部位子宫内膜异位症医案　　　　　　　　　　184

　三、各个年龄段子宫内膜异位症验案　　　　　　　　　190

附　录　柴嵩岩论治子宫腺肌病 201

　　一、病因病机 202

　　二、临床表现 202

　　三、治疗法则及用药 203

　　四、典型医案剖析 205

第一章

学术经验

柴嵩岩老师根据多年临床实践和对子宫内膜异位症（简称"内异症"）治疗规律的探索，在本病的病理、病因病机、辨病辨证、处方用药等方面，逐渐形成了自己较为成熟的认知和诊治思路，以中医的辨证为基础，结合子宫内膜异位症"痛证""癥瘕""月经失调""不孕"四大病证，辨病与辨证相结合，根据患者不同年龄、不同主诉、不同证候，制订灵活而行之有效的治疗方案，临床疗效显著，挽救了无数身陷困境的患者。但柴老师也非常客观地指出："由于本病的病理特点，虽然中医药治疗本病的有效率及近期治愈可以肯定，但复发及远期疗效也无十分把握，用中药根治本病，本人认为实有难度。"

一、对子宫内膜异位症的独特认识

子宫内膜异位症是生育期妇女的常见病、多发病，虽非恶性肿瘤，却是一种持续性生长活跃的疾病。其发病大多与手术感染、经期不节、不洁性史等有关，具有疼痛呈进行性加剧、盆腔或体内有病灶存在且持续增长、具有较高的复发率等特点。根据子宫内膜异位症的这些发病特点、症候表现及病机转化规律，柴嵩岩老师突破以往认为该病是"血瘀证"之程式化认知，明确提出子宫内膜异位症的病因病机为湿热毒邪侵袭冲任血海所致，并根据疾病所反映出的特点，从中医学角度揭示了该病之本质为阳证、热证、实证，从而确定了子宫内膜异位症之病因、病机、病位及病证。

1. 病因

人工流产术、药物流产术、剖宫产手术、各类宫腔手术、经期不节病史、不洁性交史、内外生殖器官感染病史等导致湿热毒邪侵袭。

2. 病机

湿热毒邪侵袭冲任血海，导致湿热毒邪与血搏结。

3. 病位

冲任、血海、胞宫、胞脉、胞络。

4. 病证

（1）月经失调：湿热毒邪扰动冲任血海，致冲任受损，表现为月经失调。

（2）痛证：湿热毒邪阻遏冲任、血海、胞脉、胞络、胞宫，不通则痛，表现为各种痛证。

（3）癥瘕：湿热毒邪瘀阻胞宫、胞脉、胞络，日久结聚，癥瘕形成。

（4）不孕：湿热毒邪阻滞胞宫、胞脉、胞络，或不能摄精成孕，或孕卵不能顺利输送抵达胞宫，或无法正常着床，导致不孕症。

以上病证在临床中时时相互交集，从而增加治疗难度。

二、子宫内膜异位症的四大病证

我们对柴老师临床接诊的 100 例子宫内膜异位症病例进行总结、分析，其中 64 例是经腹腔镜（占 72%）及开腹手术（占 28%）确诊者，36例是经 B 超、妇检、病史、症状等获得临床诊断的，发现该病临床主要表现为以下四大病证：

1. 月经失调

15%～30%的子宫内膜异位症患者有经量增多或经期延长，少数出现经前点滴出血，血色深红或紫红，或伴见小腹疼痛经期加重，尿黄，大便干结，舌红苔黄，脉滑数。详细询问患者病史，往往有人工流产史，或药物流产史，或剖宫产史，或宫腔手术史，或经期不洁性交史，或内外生殖器官感染史。这些问题均可导致湿热毒邪侵袭冲任血海，与血搏结，致血海不宁，冲任损伤，造成经量增多或经期延长、经前点滴出血等月经失调现象；小腹疼痛经期加重，尿黄，大便干结，亦为湿热毒邪侵袭下焦冲任血海所致；舌红苔黄、脉滑数是阳热实证之象。

2. 痛证

（1）主要痛证：子宫内膜异位症患者主诉疼痛症状的占70%左右，主要有以下几种。

①痛经：是子宫内膜异位症的主要表现，约2/3患者有痛经，多为继发性痛经，呈进行性加重。疼痛多位于下腹部，可放射至阴道、会阴、肛门或大腿。

②非经期下腹痛：约1/3患者有月经期以外的盆腔疼痛。

③深部性交痛：20%～30%患者有此症状。

④急腹症：由卵巢子宫内膜异位囊肿破裂所致。

⑤盆腔外疼痛：身体其他任何部位有子宫内膜异位种植和生长时，均可在病变部位出现周期性疼痛、出血，或肿物增大，如剖宫产切口、会阴侧切口、肠道、泌尿道、肺部、脑部等部位。

（2）痛证特点

①疼痛呈进行性加重，手术后及药物治疗后极易复发，说明病情、病

势活跃，符合中医学"阳证"之表现。

②疼痛有灼热感，平素带下量多，色黄、质稠、有臭味，或伴低热起伏，小便黄赤，舌质红绛，苔黄腻，脉滑数或弦数；基础体温基线偏高。这些都符合中医学"热证"之表现。

③检查有异位之病灶存在，如触痛结节、输卵管粘连等。此为湿热毒邪侵袭冲任血海，与血搏结，阻遏冲任、胞脉，不通则痛，此乃"实证"也。

3. 不孕

子宫内膜异位症合并不孕者可达 40% ～ 60%，其不孕症的发病率是非子宫内膜异位症的 20 倍。

柴老师通过大量临证观察发现，子宫内膜异位症之不孕症患者，其BBT 虽多有双相，但基线抬高是其典型特点，同时经腹腔镜及开腹手术证实，大多数患者盆腔有炎症及粘连存在，输卵管或不通或形态异常，患者病史中常有人流手术史、宫腔手术史、经期不洁性交史、盆腔感染病史等，提示有外邪侵入，留驻冲任血海之嫌，以致瘀滞形成，依患者体质不同，或为热结，或为血瘀，或为痰凝，舌质红绛或暗红，苔厚或腻，脉弦数或细数。此为湿热毒邪侵袭冲任血海，与血搏结，病邪伏于下焦，阻滞胞脉、胞络，不能摄精成孕，瘀阻胞宫，孕卵无法着床孕育胎儿。

4. 癥瘕

目前绝大多数子宫内膜异位症的确诊是根据腹腔镜手术、开腹手术、B 超检查、CT 检查、磁共振检查、妇科内诊检查等，确定有异位包块存在，或有触痛结节，或有输卵管粘连、盆腔粘连等，此为有形之邪，符合中医"实证"的表现。

癥瘕（子宫内膜异位病灶）的形成乃是湿热毒邪侵袭冲任血海，与血搏结，与痰热湿瘀结聚成形，瘀阻胞宫、胞脉、胞络。而癥瘕形成之后，由于妇女在生育期冲任血海的生理特点及湿热毒邪的特性，此癥瘕夹邪毒伏于冲任血海，伺机而动，呈活跃动态之势，不断增长、播散、复发，符合中医"阳证、热证、实证"的特点。

三、子宫内膜异位症的治疗策略

中医理论讲求审证求因，湿热毒邪与血搏结于冲任血海乃是子宫内膜异位症的主要病因、病机，据此柴老师提出"解毒热、化湿浊、祛瘀滞、散结聚"的治疗基本法则。同时柴老师结合本病临床症状的复杂性、病患主诉及治疗目的的不同，采取辨病与辨证相结合的治疗思路，并根据患者的年龄差异，如青春期、生育期、围绝经期及月经周期的不同阶段，病情差异，如久病、术后、西医药物治疗后、复发合并其他慢性病等，制订个性化治疗方案。

柴老师认为中医药治疗本病的优势，是可以同时兼顾诸症，并根据主诉主证调整方药侧重点，尤其是注意根据患者年龄采取不同的治疗方案。

（1）低龄未婚患者：尽量采用保守的治疗方案，即药物治疗，尽量避免手术方法，以维护其盆腹腔的生理结构。对于低龄未婚者，控制病情及病势发展、减轻症状、维持生理状态应是主要治疗目的，而中医中药治疗可谓此时的最佳选择。用药方面，柴老师主张在有效控制病情的情况下，尽量保护其生育功能，为患者将来多做考虑。

（2）生育期患者：其中有生育要求者，消癥、调经、止痛的同时择机积极助孕；无生育要求者，消癥、调经、止痛的同时尽量维护其冲任血海的稳定性。

（3）接近绝经期且无生育愿望者：柴老师主张无须维持其生殖生理，顺势而为，消癥、调经、止痛的同时，注意顾护正气，提高生活质量，以期顺利度过围绝经期。此亦为柴老师治疗围绝经期子宫内膜异位症的一种临床理念，实用有效。

（4）手术及西药治疗后的患者，或经过手术及西药治疗再次复发者，亦可再度选择中医中药的治疗，进行动态观察。柴老师云："子宫内膜异位症实为临床治疗较为棘手的课题，实有进一步探索及研究之必要。目前对此顽疾虽不能根除之，但作为医者应尽力提高对本病的认知，以便帮助患者，改善和促进生育生理，缓解和消除病痛，减少和避免复发，从而提高其生活质量。"

四、子宫内膜异位症的处方用药之道

（一）基本方药

柴老师根据"解毒热、化湿浊、祛瘀滞、散结聚"的治则，拟订了治疗子宫内膜异位症的基本方——解毒散结化瘀调经方。柴老师指出，对于子宫内膜异位症这样复杂的疑难病证，传统的"对药"形式已不能应对，而需要采用"组药"的形式。

1. 方药组成

金银花、野菊花、鱼腥草、瞿麦、土茯苓、川贝、茵陈、炒薏苡仁、茜草、益母草、赤芍、三七、生牡蛎、夏枯草、连翘、鳖甲。

2. 方解

（1）解毒热：金银花、野菊花、鱼腥草、瞿麦等。

①金银花——味甘，性寒。《本草正》曰："味甘，气平，其性微寒。"归肺、胃经。《雷公炮制药性解》曰："入肺经。"《得配本草》曰："入足阳明、太阴经。"从古至今，金银花都作为清热解毒之要药为诸医家所推崇。

柴老师指出：金银花是经过反复临床验证及现代药理学研究，并已纳入国家《药典》的清热解毒药。金银花能入血分，解血中之毒热，是妇科清热解毒第一药。柴老师认为子宫内膜异位症由湿热毒邪结聚日久所致，因此金银花常常作为君药组于方中，常用量 10～12g。

②野菊花——味苦、辛，性凉。《本草汇言》曰："味苦辛，气凉，有小毒。"《四川中医志》曰："性微寒，味甘，无毒。"归肺、肝经。《本草求真》曰："入肺、肝。"能疏风清热，消肿解毒。《本草汇言》曰："破血疏肝，解疔散毒。主妇人腹内宿血……"方中用之取其苦降辛散寒凉之性，清解下焦之湿热毒邪，疏散冲任胞宫之结聚。野菊花慢性给药亦无蓄积现象。柴老师临床用药非常注意药物的毒性问题，认为中药的毒性问题目前已为大家所重视，尤其妇科用药，用于慢性病的多，又长期用药的多，而且涉及妇女生理、生育、生殖，故对于《药典》说明有毒性的药要慎用，勿超剂量用药，勿长期用药。野菊花有说无毒，有说有小毒，现代药理毒性研究表明其毒性低、无蓄积，《药典》推荐用量 9～15g，因此常用量为6～12g。

③鱼腥草——味辛，性寒。《履巉岩本草》曰："性凉，无毒。"《滇南本草》曰："性寒，味苦、辛。"《本草纲目》曰："辛，微温，有小毒。"入肝、肺经。《本草经疏》曰："入手太阴经。"《本草再新》曰："入肝、肺二经。"清热解毒，利尿消肿。常用量 10～12g。

④瞿麦——味苦，性寒。《神农本草经》曰："味苦，寒。"《名医别录》曰："辛，无毒。"归心、肾、小肠、膀胱经。《本草图经》曰："通心经。"《本草汇言》曰："入手少阴、太阳二经。"《长沙药解》曰："入足厥阴肝、足太阳膀胱经。"清热利水，破血通经，治下焦结热。常用剂量 6～10g。

以上 4 味药在实际应用中可并用，或选其中 1～2 味重用，或交替应用。其中最常用的是金银花，是一线用药，如邪毒乖戾，病势活跃，可加入鱼腥草、野菊花，加强清热解毒之力。但鱼腥草药味浓重，而野菊花味苦，对于吃中药困难的患者及脾胃虚弱者，当斟酌其剂量和用药时间，此2味药作为二线用药、辅助用药。瞿麦作用于下焦血海，入血分破血通利，在实际应用时要根据患者体质、年龄及主诉合理应用，属于选择性用药，药量可偏少，常用量为6～10g，且经期停药5天，以期血海之自然恢复。

（2）化湿浊：土茯苓、川贝、茵陈、炒薏苡仁等。

①土茯苓——味甘、淡，性平。《本草图经》曰："味甘，性凉，无毒。"《本草纲目》曰："甘淡，平，无毒。"归肝、胃经。《本草纲目》曰："为阳明本药。"《本草正义》曰："土茯苓，利湿去热，能入络，搜剔湿热之蕴毒。"柴老师取其解毒、化浊、除湿之效。常用量15～30g。舌苔厚腻、大便干结者用之尤佳，体弱、便溏者慎用。

②川贝——味苦、甘，性凉。《名医别录》曰："苦，微寒，无毒。"《唐本草》曰："味甘苦，不辛。"归肺经。《本草经解》曰："入手太阴肺经、手阳明大肠经。"调理气机，开郁下气，降浊散结。《本草汇言》曰："贝母，开郁、下气、化痰之药也……又配连翘可解郁毒……"柴老师临床善用川贝，认为此药苦而不辛，凉而不寒，甘可存阴，无毒，是一味非常好的调理气机良药，常常用治各种妇科疾患，处方用药十分灵活，常用量3～6g。因其药价较贵，需斟酌使用，亦可用浙贝或桔梗替代。本方用川贝实取其化痰散结、除下焦热结之功。

③茵陈——味苦、辛，性凉。《神农本草经》曰："味苦，平。"《名医别录》曰："微寒，无毒。"《药性论》曰："味苦、辛，有小毒。"《珍珠囊》曰："苦、甘。"归肝、脾、膀胱经。《本草经疏》曰："足阳明、太阴、太阳三经。""茵陈，除湿散热结之要药也。"柴老师用之取其清热除湿散结之功效，常用量10～12g。舌苔腻而溲赤、带黄者常用之。

④炒薏苡仁——味甘、淡，性凉。《神农本草经》曰："味甘，微寒。"《别录》曰："无毒。"《食疗本草》曰："性平。"《本草正》曰："味甘、淡，气微凉。"归脾、肺、肾经。《本草纲目》曰："阳明。"《雷公炮制药性解》

曰："入肺、脾、肝、胃、大肠。"《本草新编》曰："入脾、肾二经。"具有健脾、补肾、清热、利湿之功效。《本草纲目》曰："薏苡仁阳明药也，能健脾、益胃。"《本草新编》曰："苡仁最擅利水，不至损耗真阴之气，凡湿盛在下身者，最宜用之。"陈修园曰："薏苡仁夏长秋成，味甘色白，秉阳明金土之精，金能治风，土能胜湿……久服轻身益气……"柴老师常用炒者，少用生者，意在健脾化湿的同时益胃补肾，常用量 12～15g。

　　由于子宫内膜异位症的病理特点为邪伏于下焦冲任血海，而下焦为湿浊流注之所，邪毒与湿热裹挟，迁延难愈，日益加重，因此解毒热的同时要化湿浊。以上 4 味化湿浊药的用法各有侧重，热重于湿用土茯苓，湿重于热用炒薏苡仁，而茵陈常用于合并盆腔炎者，川贝则用于痰湿结聚、气化不利者。

　　（3）祛瘀滞：茜草、益母草、赤芍、三七等。

　　①茜草——味苦，性寒。《神农本草经》曰："味苦，寒。"《名医别录》曰："咸，平，无毒。"归心、肝经。《本草纲目》曰："手、足厥阴血分。"能行血止血，通经活络，止咳祛痰。《珍珠囊》曰："祛诸死血。"《本草正义》曰："一以清血中之热，一以通壅积之瘀，斯血循故道而不横逆。濒湖谓通经脉，则以血热瘀结者为宜。"柴老师常用茜草祛瘀滞，对于长期用药或外地患者多用茜草炭。柴老师认为茜草炭比茜草活血力量减弱兼有化瘀之力，无法近期复诊的患者服用更加稳妥。常用量 6～10g。

　　②益母草——味辛、苦，性凉。《本草纲目》曰："味辛、微苦，无毒。"《本草正》曰："味微苦、微辛、微寒、性滑。"归心包、肝经。《本草汇言》曰："手、足厥阴经。"《药品化义》曰："入肝、脾、包络三经。"《本草再新》曰："入心、脾、肾三经。"能活血、祛瘀、调经、消水。《本草纲目》曰："活血，破血，调经，解毒。"《本草求真》曰："益母草，消水行血，祛瘀生新，调经解毒。"柴老师用益母草不仅意在活血化瘀，调经解毒、消水利尿，更兼引诸药达冲任血海之病所。常用量 6～10g。

③赤芍——味酸、苦，性凉。《吴普本草》曰："桐君：甘，无毒。岐伯：咸。李氏：小寒。雷公：酸。"《名医别录》曰："酸，平、微寒，有小毒。"归肝、脾经。《本草经疏》曰："手足太阴引经药，入肝、脾血分。行瘀，止痛，凉血，消肿。"《本草经疏》曰："木芍药色赤，赤者主破散，主通利，专入肝家血分，故主邪气腹痛。其主除血痹、破坚积者，血瘀则发寒热，行血则寒热自止，血痹、疝瘕皆血凝滞而成，破凝滞之血，则痹和而疝瘕自消。"赤芍虽然是一味治疗子宫内膜异位症很好的药，但由于其味酸，柴老师多分阶段性、有针对性地配伍使用。常用量 6～10g。

④三七——味甘、微苦，性温。《本草纲目》曰："甘、微苦，温，无毒。"《本草汇言》曰："味甘、微苦，性平，无毒。"归肝、胃、大肠经。又曰："入阳明、厥阴经。"《本草求真》曰："三七，世人仅知功能止血止痛，殊不知痛因血瘀则疼作，血因敷散则血止。三七气味苦温，能于血分化其血瘀。"柴老师认为，三七具有"止血、散瘀、消肿、定痛"四大功效，十分适合于子宫内膜异位症的治疗，尤其是针对其痛证及经期用药效佳，并且兼取其止血之效，以免出血过多之虑。常用量 1.5g，冲服，一日2次。考虑经期血海应稳定在正常状态为宜，故可在经期单独服用三七，月经后或月经5日后再入群药服之。

上述 4 味药物属于血分用药。本病之湿热毒邪伏于下焦血海，与血搏结，血分药在方中既可攻邪，又可引药入血海、达病所。方中益母草、茜草（炭）作为对药相辅相成，起协同作用。赤芍为二线用药，而三七虽为治疗本病之良药，但由于其有碍胃及小毒之虑，又为妊娠禁忌药，故柴老师主张经期用药。若病势偏重或患子宫腺肌病，且无生育要求者，也可考虑随煎剂日服 2 次，每次 1.5g 为宜；脾胃虚弱者以甘草佐之，或米汤送服。

（4）散结聚：生牡蛎、夏枯草、连翘、鳖甲等。

①生牡蛎——味咸、涩，性凉。《本草正》曰："味微咸、微涩，气

平。"《名医别录》曰："微寒，无毒。"归肝、肾经。《本草经疏》曰："入足少阴、厥阴、少阳经。"生者，咸、凉，化痰软坚，清热除湿；煅者，咸、涩、平，敛阴潜阳，止汗涩精。《珍珠囊》曰："软痞积。"《本草纲目》曰："化痰软坚，清热除湿……消疝瘕积块，瘿积结核。"柴老师用生者，取其软坚散结之效，认为生牡蛎是一味调整月经周期及经量的良药，对于子宫内膜异位症所致的月经失调、量多、经期延长、淋沥用之效佳。常用量 15 ~ 30g。

②夏枯草——味苦、辛，性寒。《神农本草经》曰："味苦、辛，寒。"《名医别录》曰："无毒。"归肝、胆经。《本草经疏》曰："入足厥阴、少阳经。"清肝散结。柴老师用夏枯草行滞散结，清热解毒。常用量 6 ~ 15g。

③连翘——味苦，性凉。《神农本草经》曰："味苦，平。"《名医别录》曰："无毒。"归心、肝、胆经。《雷公炮制药性解》曰："入心、肝、胆、胃、三焦、大肠六经。"清热，解毒，散结，消肿。李杲曰："散诸经血结气聚，消肿。"柴老师认为，连翘入血分，清下焦血分之毒热，散下焦血分之结聚，又能走膀胱，使邪从小便出。常用量 6 ~ 10g。

④鳖甲——味咸，性平。《神农本草经》曰："味咸，平。"《本草从新》曰："咸，寒。"《名医别录》曰："无毒。"归肝、脾经。《本草汇言》曰："入足厥阴、少阴经。"养阴清热，软坚散结。《神农本草经》曰："主心腹癥瘕坚积、寒热，去痞、息肉、阴蚀、痔（核）、恶肉。"柴老师用之取其清热软坚、散结消癥之效。常用量 10 ~ 12g。

柴老师选用的散结聚药是经过长期临床应用、反复比对提炼出来的。此 4 味药物有一个共同的特点就是无毒，而子宫内膜异位症是一种慢性迁延性疾病，需要长期用药。生牡蛎多在经间期用药，夏枯草多在经期用药，连翘则常用于病势活跃期间，而鳖甲则多用于腺肌病。

柴老师指出，目前从临床角度客观地认识，子宫内膜异位症的病灶在绝经前是无法根除的，但是通过用药常可以达到控制病情发展、减轻病痛、缩小病灶的目的。柴老师所拟"解毒散结化瘀调经方"具有解毒热、化湿浊、祛瘀滞、散结聚四个方面的作用，在这个基础方中解毒热药物为君药；化湿浊药为臣药，助君药解除伏于血海之邪；祛瘀散结药既可攻邪，其中血分药又有引药达病所之效。

由于本病临床情况复杂，主诉及治疗目的各异，如主诉月经失调者要求调经；或不孕症者要求生育；或痛经及各种痛证者要求止痛；或巧囊者要求控制及消减包块。再或几种主证兼具，如月经失调＋痛经；不孕＋月经失调＋痛证；癥瘕＋痛证＋不孕＋月经失调。又有先以月经失调或痛经或癥瘕为主诉，进而要求生育等各种诉求，因此"解毒散结化瘀调经方"仅可作为治疗本病的基础方，实际临证处方时，其君臣佐使的配伍应机动灵活，即柴老师所云："需以组药形式对应之。"如患者病情初期或病势发展期，用药以"解毒热"为主；如主诉巧囊复发，则侧重"散结聚"用药；如患者在治疗过程中随着病情变化提出生育要求，则治疗方案亦要加以变动。诸如此类具体应用将在后面的病案中一一剖析。

（二）生育期有生育要求患者的治则用药

由于子宫内膜异位症的病理特点，在治疗以不孕症为主诉的患者时，其治疗思路与通常的不孕症有所不同。柴老师通过大量临证观察发现，子宫内膜异位症合并不孕症者，其BBT虽多有双相，但基线抬高是其典型特点，同时大多数患者经腹腔镜及开腹手术证实，其盆腔多有炎症及粘连存在，输卵管或不通或形态异常，患者常有人流、宫腔手术史，或经期不洁性交史，或盆腔感染病史等，提示有外邪侵入，留驻冲任血海，导致瘀滞形成，依患者体质或为热结，或为血瘀，或为痰凝，舌质红绛或暗红，苔厚或腻，脉弦数或细数。此为湿热毒邪侵袭冲任血海，与血搏结，阻滞胞宫、胞络，不能摄精成孕。柴老师根据上述病因、病机，在"解毒热、化湿浊、祛瘀滞、散结聚"的基础上，提出"益肾安冲，安定血海"的治疗思路。

1. 方药组成
青蒿、茵陈、益母草、夏枯草、女贞子、旱莲草、地骨皮、菟丝子。

2. 方解
组方思路：由两组药物组成。①解毒热、化湿浊、祛瘀滞、散结聚药：青蒿、茵陈、益母草、夏枯草。②益肾安冲、安定血海药：女贞子、旱莲草、地骨皮、菟丝子。

在临证用药时，根据患者病情，以及月经期的不同阶段灵活应用。如患者子宫内膜异位症病情较重，治疗以"解毒热、化湿浊、祛瘀滞、散结聚"为主，排卵后佐之以益肾；待病情缓解则积极助孕，治疗以"益肾安冲，安定血海"为主，佐之以清热化浊、行滞散结。临证时还需根据每一个患者的不同情况进行加减化裁。

3. 加减用药
（1）生牡蛎：月经提前、月经量多、经期延长者用之，软坚散结，固冲调经，月经第 5 天开始用至排卵前。

（2）浙贝母：氤氲期前后用之，取其辛散之性，达其气化之意。

（3）丝瓜络：性味甘平，无毒。通经活络，清热化痰。排卵后用之改善胞宫、胞脉、胞络壅滞不通之状态。

（4）三七面：止血、散瘀、消肿、定痛，为治疗子宫内膜异位症之良药，但孕妇忌服。对于子宫内膜异位症患者，如果处于积极备孕期间，用三七面时一定要嘱患者见月经，且 BBT 下降，确定此月经周期未孕时，方可服用，3～7 天为限。

4. 应用"妇科三论"指导子宫内膜异位症之不孕症治疗

"妇科三论"为"水库论""土地论""种子论"的统称，是柴老师认识女性生殖系统生理功能和解释病理变化的方法论，也是柴老师临床辨治女性不孕症的主要论治法则。"水库论"，以"水库"寓意女性"血海"，只有血海充盈、安定方可孕育胎儿。柴老师针对子宫内膜异位症之不孕症所提出的"益肾安冲，安定血海"的诊疗思路，就是基于子宫内膜异位症的病机特点：湿热毒邪伏于冲任血海伺机为虐。当通过"解毒热、化湿浊、祛瘀滞、散结聚"方药治疗有效时，患者月经失调、痛经、癥瘕等病情得到控制并好转，此时冲任血海趋于安定，有利于孕育胎儿，治疗方向即可转为益肾助孕。此时需谨记此为"子宫内膜异位症之不孕"，用药需防患伏于冲任血海之湿热毒邪。在治疗此类不孕症时还会经常出现病情反复的情况，用药就需随证调整，这在后面的"验案选粹"中会有详细分析。

（三）围绝经期患者的治则用药

子宫内膜异位症为激素依赖性疾病，多见于25～44岁育龄妇女，绝经后异位内膜组织逐渐萎缩吸收，症状消失。45～55岁以及40岁以上无生育要求的患者，治疗以控制病情进一步发展、缩小病灶、缓解出血与痛经等病证、提高生活质量为目的。柴老师认为，此阶段当顺势而为，"解除症状、维护女性自然生理"，在"解毒热、化湿浊、祛瘀滞、散结聚"的基础上"益气固肾，养肝疏肝"。

1. 方药组成

青蒿、浙贝、益母草、夏枯草、北沙参、生牡蛎、枸杞子、郁金。

2. 方解

组方思路：由两组药物组成。①解毒热、化湿浊、祛瘀滞、散结聚药：青蒿、浙贝、益母草、夏枯草。②"益气固肾，养肝疏肝"药：北沙参、生牡蛎、枸杞子、郁金。

在临证用药时，需根据患者病情以及年龄等灵活应用。如患者年龄相对较轻（40～45岁），病情较重，治疗以"解毒热、化湿浊、祛瘀滞、散结聚"为主，"益气固肾，养肝疏肝"为辅；如患者年近五十，病情和缓，治疗以"益气固肾，养肝疏肝"为主，"解毒热、化湿浊、祛瘀滞、散结聚"为辅。

3. 加减用药

（1）痛经及经量多者：加芍药、甘草。白芍苦酸微寒，敛阴平肝，和血止痛，配甘草，缓急止痛效佳。

（2）如出现烦急、失眠、潮热、汗出者：加百合、莲子心、绿萼梅等。

围绝经期子宫内膜异位症的患者，出现烦急、失眠、潮热、汗出等症状，提示其天癸将竭，即卵巢功能衰退，由于年龄因素以及疾病长期耗损，患者肾阴虚热、心肾不交症状开始显现。此时，如何维护肾气？柴老师认为子宫内膜异位症湿热毒邪长期伏于冲任血海，与血搏结，煎熬损耗，已发展为虚实夹杂之证，需用"补肺启肾"之法，既可避免妄投补肾之剂引动伏邪再发痼疾，又可通过补益肺气，力挽衰败之肾气，使"七七"之后女性顺利度过围绝经期，进而达到延年益寿的目的，此可谓"避实就虚"之良策。

（四）三七在子宫内膜异位症治疗中的应用

柴老师在治疗子宫内膜异位症时十分善用三七，临证时常赞此药为治疗本病的第一药。柴老师云："三七具有止血、散瘀、消肿、定痛之四大功效，可用治各个年龄段的子宫内膜异位症所致之月经失调、痛证、不孕症及癥瘕。"

1. 月经失调

如月经量多、经期延长、经间期出血等，取其化瘀止血之效，化瘀止血而不留邪。

2. 痛证

无论是经期腹痛者、排卵期腹痛者、经间期腹痛者，还是同房腹痛者，取其消肿、定痛之功，散冲任血海之结聚，通胞宫、胞脉、胞络之壅塞，止痛效果尤佳。

3. 不孕症

在治疗子宫内膜异位症所致不孕症时，三七作为血分药亦有其用武之地。柴老师云："切记，子宫内膜异位症之不孕者，三七只可用在经期，既可发挥其止血、散瘀、消肿、定痛之四大功效，又不会损卵伤胎。"故临床嘱患者见月经方可用之，且仅在月经期用 3 ～ 7 日即止。

4. 癥瘕

如患者无生育要求，有癥瘕且痛证较重者，用之效佳。

针对社会上风行将三七作为保健品用于平常之人，柴老师亦云：此药虽好，毕竟是药。古人云：是药三分毒。从临床用药观察来看，特别是脾胃虚弱者，用之常常出现胃脘不适症状。因此在用三七时，医者需掌握以下原则：常用剂量以每日 3g 为度，且需分早晚 2 次冲服，脾胃虚弱者可用米汤送服。用三七时宜配伍用药、间断用药、经期用药。

五、子宫内膜异位症的禁忌

柴老师云："子宫内膜异位症属中医之阳证、热证、实证，因此应当禁忌一切兴阳、温燥、滋腻之品。"

1. 饮食禁忌

（1）辣椒：性味辛热，为大忌。

（2）羊肉：味甘性大热，助热伤阴，忌食。

（3）牛肉：性味甘温，温中养胃，消肿除湿。慎食。

（4）鹿肉：鹿性大补助阳，儿童、青少年、患热性病证者，忌食。

（5）狗肉：为阳兽，咸温大热，温肾助阳。忌食。

（6）豆类：黄豆、黑豆、红豆等，勿偏嗜。

（7）肥甘滋腻：肥肉及动物内脏等，慎食。

2. 药物禁忌

（1）兴阳类药物，如仙茅、淫羊藿（仙灵脾）、鹿茸等。

（2）温燥类药物，如附子、肉桂、川乌、草乌等。

（3）滋腻黏滞之品，如熟地、阿胶、龙眼肉等。

六、基础体温监测在子宫内膜异位症诊治中的应用

柴老师临床十分注重指导患者进行基础体温监测，认为基础体温反映

的信息是全面的、动态的（图 1-1）。根据基础体温的记录，了解患者月经周期、经期、排卵、排卵质量及性生活等生活状态，分析病情，观察疗效，指导用药，不用花钱，非常经济实用。

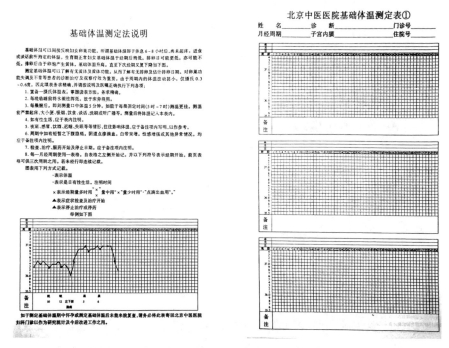

图 1-1 基础体温表（BBT 表）

基础体温在子宫内膜异位症诊治中是如何应用的？基于柴老师理论，子宫内膜异位症为湿热毒邪伏于冲任血海，逢氤氲之时蠢蠢欲动或乘血海满溢之机兴风作浪，其基础体温表现形式多样：

1. 基础体温基线偏高

基础体温基线偏高（图 1-2），提示冲任血海湿热毒邪作祟，需积极解毒祛邪，用金银花、连翘、茵陈、夏枯草等药。当基础体温基线逐渐正常，则提示子宫内膜异位症病情得到有效控制。

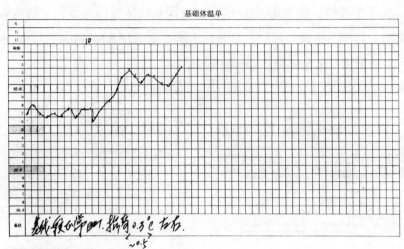

基础体温测定法：

1. 准备普通水银体温表1根；每晚睡觉前将体温表甩好，放在枕边；
2. 早晨醒来不动（即不说话、不刷牙、不上厕所），将体温表放在舌下5分钟；
3. 将所测体温记录在表格或病历本上，下次来看病时带来；
4. 如果有阴道出血、腹痛、白带增多、性生活、感冒、发烧等情况请标记注明；
5. 测基础体温可以了解排卵时间及卵巢功能，并可协助医生诊断和治疗月经失调

图 1-2   BBT 基线偏高

2. 排卵期波动明显

基础体温在排卵期波动剧烈（图 1-3），提示冲任血海湿热毒邪乘氤氲之时蠢蠢欲动。此时用药可乘势而为，清热解毒，祛邪通络，用蒲公英、紫花地丁、鳖甲、路路通、橘络、丝瓜络等药，并根据患者病情及主诉，配制用药及药物剂量。如病情较重，病势处于发展中，可加强清热解毒药物及药量；如子宫内膜异位症病势得到有效控制，病情好转，患者有生育诉求，可酌情增加通络药物。

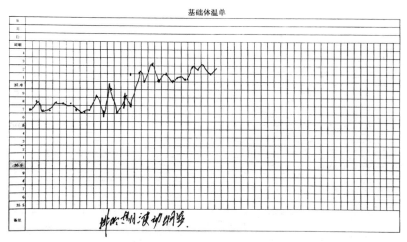

基础体温测定法：
1. 准备普通水银体温表1根；每晚睡觉前将体温表甩好，放在枕边；
2. 早晨醒来不动（即不说话、不刷牙、不上厕所），将体温表放在舌下5分钟；
3. 将所测体温记录在表格或病历本上，下次来看病时带来；
4. 如果有阴道出血、腹痛、白带增多、性生活、感冒、发烧等情况请标记注明；
5. 测基础体温可以了解排卵时间及卵巢功能，并可协助医生诊断和治疗月经失调

图 1-3 BBT 排卵期波动明显

3. 基础体温呈坡型上升

基础体温呈坡型上升（图1-4），提示卵巢排卵功能不良，此为邪伏冲任，与血搏结，阻遏气机，此时可益肾活血，稍佐之以升阳气化之品，用菟丝子，佐柴胡、川芎、桂枝、川贝，佐药选1～2味，用量2～3g即可。

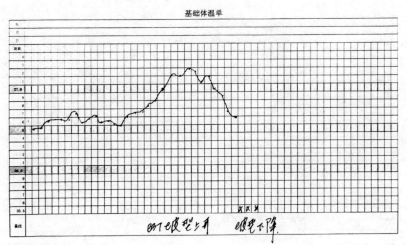

基础体温测定法：
1. 准备普通水银体温表1根；每晚睡觉之前将体温表甩好，放在枕边；
2. 早晨醒来不动（即不说话、不刷牙、不上厕所），将体温表放在舌下5分钟；
3. 将所测体温记录在表格或病历本上，下次来看病时带来；
4. 如果有阴道出血、腹痛、白带增多、性生活、感冒、发烧等情况请标记注明；
5. 测基础体温可以了解排卵时间及卵巢功能，并可协助医生诊断和治疗月经失调

图 1-4 BBT 坡型上升、坡型下降

4. 基础体温坡型下降

基础体温呈坡型下降（图 1-4），提示卵巢黄体功能不良，此为肾气不足兼有瘀滞。如为不孕症患者，可以补益肾气，同时少佐之化瘀之品，用菟丝子、覆盆子，佐川芎、丹参、益母草等，慎选 1～2 味活血化瘀药物，用量要小，如川芎 3g，丹参或益母草也不要超过 6g。

5. 月经期基础体温不降

月经期基础体温不降（图 1-5），并伴有剧烈腹痛，经行不畅，此为湿热毒邪乘冲任血海满溢之机兴风作浪，瘀阻胞宫，当活血化瘀，消癥止痛，用三七面、元胡、五灵脂、桃仁等药。

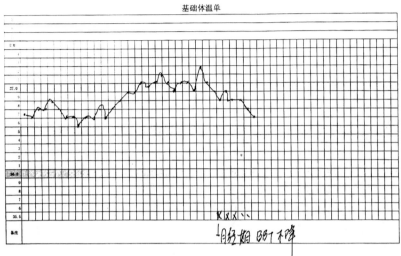

基础体温测定法：
1. 准备普通水银体温表1根；每晚睡觉前将体温表甩好，放在枕边；
2. 早晨醒来不动（即不说话、不刷牙、不上厕所），将体温表放在舌下5分钟；
3. 将所测体温记录在表格或病历本上，下次来看病时带来；
4. 如果有阴道出血、腹痛、白带增多、性生活、感冒、发烧等情况请标记注明；
5. 测基础体温可以了解排卵时间及卵巢功能，并可协助医生诊断和治疗月经失调

图1-5　BBT月经期不降

第二章

验案精粹

2

一、典型验案

1. 子宫内膜异位症之月经紊乱案

苏某，女性，39 岁，已婚，已育。初诊日期：2013 年 1 月 8 日。

主诉：月经紊乱 1 年余。

现病史：患者以往月经规律，2011 年 12 月人工流产术后出现月经紊乱，月经量时多时少，月经周期时而提前时而后错。2012 年 9 月 B 超检查提示：子宫腺肌症；右卵巢囊肿（巧囊可能性大）。末次月经 2012 年 10 月 30 日至 11 月 15 日，经量少而淋沥。12 月 28 日因停经 2 月，口服地屈孕酮片 1 片，日 2 次，服 5 天。2013 年 1 月 3 日开始阴道出血，量少淋沥至今。

刻下：阴道出血、量少、色红，无腰酸、腹痛。纳食尚可，睡眠一般，二便调。舌肥嫩淡红，苔略腻，脉细滑。

经孕胎产史：已婚，G3P1，1999 年足月顺产，人工流产 2 次，末次人流 2011 年 12 月，现采用男用工具避孕。初潮 12 岁，$\frac{5\sim7}{23}$ 天，量中，色红，痛经可忍。

既往病史：无特殊病史及传染病史。无药物过敏史及其他过敏史。

辅助检查：2012 年 12 月 6 日北京大学第一医院检验报告，FSH 17.49mIU/mL，E_2 161pg/mL。2012 年 9 月 24 日北京大学第一医院 B 超：子宫 82mm×59mm×48mm，内膜厚 13mm，宫体饱满，后壁增厚，回声粗糙不均，未探及明显血流信号。右侧附件区可探及 37mm×22mm×21mm 囊性肿物，内为部分点状低回声及分隔，左侧卵巢 26mm×16mm×14mm。提示：子宫腺肌症；右卵巢囊肿（巧囊可能性大）。

病情分析：患者月经紊乱 1 年余，月经量时多时少，月经周期时而提前时而后错，证属中医学"月经病"范畴；临床超声检查提示：子宫腺肌症，右卵巢巧囊，证属中医学"癥瘕"范畴。

中医诊断：月经病，癥瘕。

西医诊断：月经失调，子宫内膜异位症。

诊疗思路：患者 2011 年 12 月末次人工流产术后出现月经紊乱，经期时而提前时而后错，经量时多时少，可以判断其病因为湿热毒邪侵袭冲任血海，致冲任受损而月经紊乱；邪伏冲任血海，与血搏结，瘀阻胞宫胞络，日久结聚，发为癥瘕。舌肥嫩暗红，苔略腻，脉细滑，亦为湿热之邪内伏，日久伤阴之象。

辨证：邪伏冲任，瘀阻胞脉，冲任失调。

治法：清热解毒，化瘀行滞，滋阴养血调经。

方药：

金银花 10g	夏枯草 12g	瞿　麦 6g	绿萼梅 10g
茜　草 12g	月季花 6g	炒蒲黄 10g	合欢皮 10g
旱莲草 15g	丹　皮 12g	女贞子 15g	生甘草 6g

21 剂。水煎服，每日 2 次。

医嘱：禁辛辣刺激饮食；测基础体温（BBT）。

方解：①清解湿热毒邪：金银花、夏枯草、瞿麦、绿萼梅。②化瘀行滞：茜草、月季花、炒蒲黄、合欢皮。③滋阴清热、养血调经：旱莲草、女贞子、丹皮、生甘草。

柴老师云："针对子宫内膜异位症所致的月经失调一定要以清热解毒祛邪为先，此邪乃潜伏于冲任血海之伏邪也。照此思路治之多可奏效。"

二诊：2013 年 1 月 29 日。末次月经 2013 年 1 月 25 日，经量不多、色暗红、有块，腹坠痛隐隐，行经 4 日。饮食、睡眠尚可，大便黏腻不爽。BBT 单相波动。舌肥嫩暗红，苔腻，脉细滑。

方药：

| 冬瓜皮 12g | 白　术 10g | 槐　花 5g | 蛇床子 3g |

当　归 10g	川　芎 5g	月季花 6g	桃　仁 10g
泽　兰 10g	金银花 10g	生甘草 5g	太子参 10g

21 剂。水煎服，每日 2 次。

患者 1 月 25 日月经来潮，行经 4 天。BBT 单相，现月经后血海气血空虚，柴老师方中用太子参、金银花扶正祛邪；冬瓜皮、白术、蛇床子、槐花化湿行滞；当归、川芎、月季花、桃仁、泽兰养血活血，化瘀调经；生甘草清热解毒，调和诸药。

三诊：2013 年 2 月 26 日。末次月经 2013 年 2 月 24 日，经量不多，腹坠痛隐隐，现月经第 3 天，前基础体温波动。前次月经 1 月 25 日。饮食、二便、睡眠尚可。舌暗红，苔薄白，脉细滑。

方药：

菟丝子 15g	当　归 10g	丹　参 10g	川　芎 5g
合欢皮 10g	玉　竹 10g	百　合 10g	枳　壳 10g
生牡蛎 15g	浙贝母 10g	金银花 10g	生甘草 5g

21 剂。水煎服，每日 2 次。

患者前次月经 1 月 25 日，本次月经 2 月 24 日，目前月经周期、经期已恢复正常，但 BBT 单相波动（图 2-1），月经量少，腹痛隐隐。予以益肾调经为主，消癥散结解毒为辅。

四诊：2013 年 3 月 26 日。末次月经 2013 年 3 月 23 日，现值经期。前次月经 2 月 24 日，行经 3 天，量少，腹痛隐隐。基础体温波动。舌肥嫩暗红，苔黄腻，脉细滑。

方药：

旋覆花 10g	砂　仁 3g	荷　叶 12g	茵　陈 12g
生牡蛎 20g	女贞子 15g	月季花 6g	续　断 15g
杜　仲 12g	大腹皮 12g	远　志 3g	槐　花 6g

21 剂。水煎服，每日 2 次。

继以前法，化浊行滞，消癥散结，益肾调经。

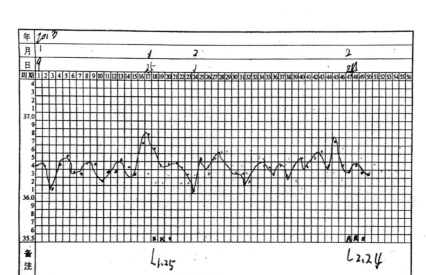

图 2-1　BBT 单相波动

五诊： 2013 年 4 月 23 日。末次月经 2013 年 4 月 20 日，月经量较前增多，行经腹痛较前加重。BBT 不典型双相（图 2-2）。舌肥暗红，苔黄白干，脉细滑。

方药：

北沙参 15g	女贞子 15g	桑　椹 10g	月季花 6g
桃　仁 10g	当　归 10g	玉　竹 10g	丝瓜络 10g
槐　花 5g	茜　草 12g	生甘草 5g	枳　壳 10g
郁　金 6g			

21 剂。水煎服，每日 2 次。

另：三七粉 3g×5，每次 1.5g 冲服，日 2 次，经期服用 5 天。

患者经过 3 个多月治疗，月经周期恢复，基础体温出现不典型双相，伴随卵巢功能逐渐恢复，经量较前增加，痛经症状加重，提示子宫内膜异位症病情反复。此时予以三七面经期冲服。柴老师云："三七面具有化瘀、止血、消肿、定痛四大功效，子宫内膜异位症用之效佳。"

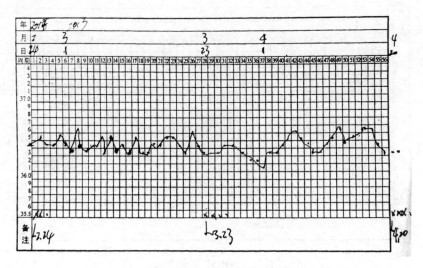

图 2-2　BBT 不典型双相

本案患者主诉是月经失调，B 超检查：子宫腺肌症，右侧卵巢囊肿（巧囊）。治疗目的是调经、消癥。对于 39 岁女性来说维持正常的月经既是生理需要，也是心理需要。但是子宫内膜异位症是客观存在的病灶，在治疗思路上不同于普通月经病的治疗。月经恢复正常，特别是卵巢功能恢复正常时，要密切观察子宫内膜异位症的病情病势变化，随证调整治疗，灵活组方配伍。

六诊：2013 年 5 月 28 日。末次月经 2013 年 5 月 18 日，量稍多，腰痛，腹痛明显减轻。前 BBT 不典型双相（图 2-3）。舌暗嫩红，苔白腻，脉细滑。

方药：

冬瓜皮 15g	茵　陈 10g	瞿　麦 6g	川　芎 5g
枳　壳 10g	大腹皮 10g	槐　花 5g	泽　兰 10g

薏苡仁 15g　　　　川楝子 6g　　　　桑寄生 15g　　　杜　仲 10g

7 剂。水煎服，每日 2 次。

另：三七粉 3g×5 每次 1.5g 冲服，日 2 次，经期服用 5 天。

辅助检查：2013 年 5 月 14 日北京大学第一医院 B 超。子宫大小 61mm×57mm×45mm，子宫后壁增厚约 26mm，回声粗糙不均，内膜厚 12.8mm，左卵巢 24mm×16mm×13mm，右卵巢 25mm×15mm×14mm。提示：子宫腺肌症。

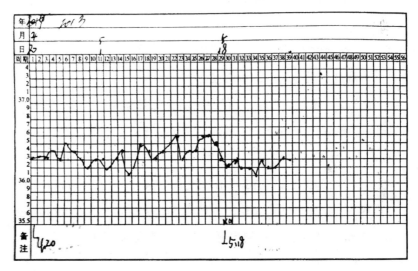

图 2-3　前 BBT 不典型双相

治疗结果：患者在治疗到 3 个月时，其月经周期、经期均恢复正常，基础体温由单相恢复为不典型双相，月经失调得以纠正，但患者痛经症状加重，提示子宫内膜异位症病情反复，柴老师随证调整组方用药，痛经症状得到很好的控制，B 超提示子宫较前明显缩小，巧囊 B 超下未见。

柴老师云："此患者年龄已 39 岁，已育，无生育要求。在治疗方面，只要能维持正常的月经周期、经期、经量即可。维持冲任血海稳定性的同时，控制和缩小内膜异位病灶，是最佳治疗目的，中医药可以随时随证调整治疗方案，此乃中医药治疗本病之优势也。"

2. 子宫内膜异位症之痛经案

高某，女性，23岁，未婚，未育。初诊日期：2013年12月12日。

主诉：痛经6年余。

现病史：自诉17岁时，适逢经期高烧3日，伴经行腹痛，经量增大，经色鲜红，经行10余日方止。此后月经周期提前，经期较前延长，$\frac{7}{25}$天，经量增多，有血块，痛经症状逐渐加重，疼痛持续3日之久，需口服止痛药3日。

刻下症：纳食可，睡眠佳，二便调。末次月经2013年12月3日至12月10日。舌瘦红，舌苔不匀，脉细弦。

经孕胎产史：未婚，G0P0，有性生活，工具避孕。13岁初潮，月经$\frac{5}{30}$天、量中、色红，无痛经。

既往病史：无特殊病史及传染病史。无药物过敏史及其他过敏史。

辅助检查：2013年9月23日B超（图2-4），子宫47mm×51mm×42mm，内膜厚14mm，回声欠均；右卵巢51mm×48mm×30mm，左侧卵巢41mm×37mm×20mm，两侧均可见分隔及密集点状回声。提示：双侧卵巢囊肿（巧囊？）

北京妇产医院（西院）

妇科超声诊断报告单

超声号 01603271　　　　　　　　　　　　　　　序号 20130923-A96

姓　名　　　　性别 女　年龄 23 岁　科别 妇科　　门诊号 108914846008

住院号　　　　　　床位　　　　　　　　　　　申请医师 张宝珍

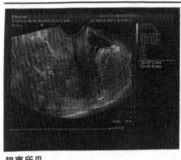 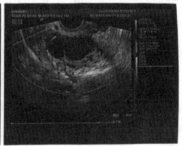

超声所见：

　　子宫中位，子宫体大小：4.7*5.1*4.2cm，肌层回声均质，宫腔居中，内膜厚1.4cm，回声欠均。

　　双附件区均可见偏囊性回声，右侧大小约5.1*4.8*3.0cm，边界清，内见分隔及密集细点状回声，周边可见卵巢组织回声，左侧大小约4.1*3.7*2.0cm，边界清，内见分隔及密集细点状回声，周边可见卵巢组织回声，

　　CDFI未见异常血流信号。

超声提示： 子宫内膜回声欠均

　　　　　　　双卵巢囊肿（巧囊？）

备注：

录入员 吴欢　　诊断医师：杨丽曼　　签名：　　　　　时间 2013-9-23

*此报告仅供临床参考　　　　　　　　　　　超声医学影像工作站 ATL5000

图 2-4　2013 年 9 月 23 日子宫 B 超检查

2013 年 12 月 12 日查女性激素：FSH 7.57mIU/mL；LH 4.96mIU/mL；PRL 15.74ng/mL；E_2 55.74pg/mL；P 0.58ng/mL；T 39.81ng/dL。

2013 年 12 月 12 日查肿瘤标记物：CA-199 30.56U/mL，CA-125 45.80U/mL（0 ～ 35U/mL），CA-153 7.2U/mL。

病情分析：患者 17 岁时，适逢经期高烧 3 日，伴经行腹痛，经量减少，经色鲜红。此为行经期间遭遇毒热之邪气，乘血室正开之际侵入冲任血海，与血气相搏，正邪交争，症见高热；毒热之邪与血搏结，壅滞于胞宫致气血不畅，故见经行腹痛；毒热之邪灼伤胞络，故经量增大，经色鲜红，经行 10 余日方止。此后，毒热之邪伏于冲任血海，遇冲任血海满溢之日、血室洞开之时，兴风作浪，不断作祟，月经周期较前提前，经期较前延长，经量较前增多，行经腹痛日益加重；伏邪与冲任、胞宫、胞脉气血交结致癥瘕形成。舌瘦红，舌苔不匀，脉细弦，此为热烁津伤日久，阴虚血热之象。

患者痛经进行性加重，B 超检查及妇科肿标检测均支持临床诊断子宫内膜异位症。

中医诊断：痛经，癥瘕。

西医诊断：子宫内膜异位症。

诊疗思路：毒热之邪乘血室正开之机入于冲任血海，与气血搏结，结聚于冲任血海、胞宫、胞络、胞脉，月复一月，致痛经症状进行性加重，癥瘕形成。此乃阳证、热证、实证。

辨证：邪伏冲任，瘀阻胞脉，热烁津伤。

治法：清热解毒，化瘀行滞，凉血滋阴。

方药：

金银花 12g	连　翘 12g	青　蒿 6g	橘　核 6g
橘　络 6g	北沙参 10g	生牡蛎 10g	浙贝母 10g
夏枯草 10g	益母草 6g		

14剂。水煎服，每日2次。

方解：

①君药：金银花、连翘。金银花为清热解毒要药，又能入血分，解血中之毒热，柴老师认为子宫内膜异位症是由热毒之邪结聚日久所致，因此金银花常常作为君药组于方中。连翘亦为清热解毒之药，亦能入血分，与金银花相伍为用，连翘既清下焦血分之毒热，又散下焦血分之结聚，又能走膀胱，使邪从小便出。

②臣药：生牡蛎、青蒿、夏枯草、浙贝、橘核、橘络。生牡蛎，《本草经疏》曰："入足少阴、厥阴、少阳经。"生者，咸、凉，化痰软坚，清热除湿；煅者，咸、涩、平，敛阴潜阳，止汗涩精。柴老师用生者，取其软坚散结之效，认为生牡蛎是一味调整月经周期、经期、经量的良药，对于子宫内膜异位症所致的月经失调如月经提前、月经量多、经期延长、月经前后淋沥不净等，用之效佳。浙贝，味苦，性寒，清热化痰，散结解毒。《本草正义》曰："象贝母苦寒泄降，而能散结。"《别录》曰："疝瘕以热结而言，泄热散结，故能治之。"又言："疗腹中结实。"柴老师用之取其散热结解毒热之效。

橘核，味苦，性平，无毒，入肝、肾经。理气，止痛。《本草备要》曰："行肝气，消肿散毒。"《本草汇言》曰："橘核，疏肝、散逆气、下寒疝之药也。"疗妇人瘕疝，小腹攻疼，腰胯重滞，气逆淋带等疾。橘络，味甘、苦，性平，无毒，入肝、脾经。通络，理气，化痰。《纲目拾遗》曰："通经络滞气、脉胀，驱皮里膜外积痰，活血。"

橘核、橘络相须为用，性平无毒，活血理气，消肿散毒，通络止痛。用于子宫内膜异位症之湿热毒邪淫肆于冲任血海，纠结于胞宫、胞脉、胞络，病之初期、早期尤佳。

夏枯草，味苦、辛，性寒。《本经》曰："味苦辛，寒。"《别录》曰："无毒。"归肝、胆经。清肝散结。柴老师用夏枯草行滞散结，清热解毒。

青蒿，味苦、微辛，性寒。《本草求真》曰："味甘、微辛，气寒，无毒。"归肝、胆经，《纲目》曰："少阳，厥阴血分。"柴老师用之取其清热除湿凉血，又不伤血劫阴之意。《医林纂要》曰："清血中湿热。"《本草新编》谓之"泻火热而不耗气血"，故"阴虚而又感邪者，最宜用耳"，又"青蒿最宜沙参、地骨皮共用，则泻阴火更捷"。

③佐药：北沙参。北沙参，味甘、苦、淡，性凉。《本经逢源》曰："甘淡，性寒，无毒。"入肺、脾经。《本草撮要》曰："入手、足太阴经。"养阴清肺，祛痰止咳。现代药理研究，北沙参具有免疫抑制作用及解热镇痛作用。然在此方之中实为养阴护阴，佐群药，免苦寒劫阴之弊。

④使药：益母草。益母草，《本草求真》曰："益母草，消水行血，祛瘀生新，调经解毒。"柴老师用益母草不仅意在活血化瘀、调经解毒、消水利尿，更兼具引诸药达冲任血海。

二诊：2013 年 12 月 26 日。纳食可，睡眠佳，二便调，末次月经 2013 年 12 月 3 日。舌瘦红，舌苔不匀，脉细弦。

方药：

益母草 12g	茜草炭 10g	夏枯草 10g	连　翘 10g
炒蒲黄 10g	浙贝母 10g	橘　络 6g	枳　壳 10g
生甘草 6g	三七面 3g ^(分冲)		

7 剂。水煎服，每日 2 次。

医嘱：三七面 1.5g，日 2 次，温水冲服。

方解：此方正值经前经期，患者以往痛经较重，经血量多有块，故以三七为君，《本草求真》曰："三七，世人仅知功能止血止痛，殊不知痛因血瘀则疼作，血因敷散则血止。三七气味苦温，能于血分化其血瘀。"柴老师认为三七具有"止血、散瘀、消肿、定痛"四大功效，十分适合子宫内膜异位症诸症治疗，尤其是针对痛证及经期用药效佳。方中益母草、茜草（炭）、蒲黄炭，活血化瘀；连翘、夏枯草、浙贝，解毒散结止痛；橘络、枳壳，理气通络，共同为辅。生甘草为佐使，既可调和诸药，又具缓急止痛之功效。

三诊： 2014 年 1 月 9 日。末次月经 2013 年 12 月 31 日，行经 7 日，痛经症状较前稍缓，痛经 2 天，服止痛药 1 天，经量中等较前减少，经色暗红，血块亦明显减少。纳可，二便调，夜寐尚可。服药后胃脘略感不适。舌瘦红，舌苔薄白，脉细弦。

方药：

金银花 12g	连 翘 12g	青 蒿 6g	橘 核 6g
生甘草 6g	北沙参 10g	生牡蛎 10g	浙贝母 10g
夏枯草 10g	益母草 6g		

14 剂。水煎服，每日 2 次。

承首诊方药，减橘络 6g，加生甘草 6g，去苦还甘，益胃。

四诊： 2014 年 1 月 23 日。纳可，便调，夜寐尚可，末次月经 2013 年 12 月 31 日至 2014 年 1 月 7 日。舌瘦红，舌苔薄白，脉细弦。

方药：

北沙参 15g	益母草 10g	夏枯草 10g	青 蒿 10g
连 翘 10g	浙贝母 12g	橘 核 12g	金银花 10g
酒白芍 12g	生甘草 6g	三七面 3g^{（分冲）}	

14 剂。水煎服，每日 2 次。

五诊： 2014 年 2 月 6 日。末次月经 2014 年 1 月 28 日至 2 月 4 日，痛经 1 天，未服止痛药，经量中，经色暗红。纳可，便调，夜寐尚可，经后自觉汗出、腰酸。舌瘦红，舌苔薄白，脉细弦。

方药：

太子参 12g	北沙参 12g	益母草 10g	夏枯草 10g
连 翘 10g	浙贝母 10g	橘 核 10g	炒薏苡仁 12g
茵 陈 10g	杜 仲 10g		

14 剂。水煎服，每日 2 次。

六诊：2014 年 2 月 20 日。患者服前方后，汗出、腰酸症状消失，纳可，便调，夜寐尚可，舌瘦红，舌苔薄白，脉细弦。

方药：

太子参 12g	北沙参 15g	益母草 10g	夏枯草 10g
连　翘 10g	浙贝母 12g	橘　核 12g	金银花 10g
白　芍 12g	生甘草 6g	三七面 3g ^{（分冲）}	

7 剂。水煎服，每日 2 次。

医嘱：见月经服三七面 1.5g，每日 2 次 ×7 天，温水冲服。经期停汤剂 7 天。

七诊：2014 年 3 月 6 日。末次月经 2014 年 2 月 25 日至 3 月 4 日，经行腹痛未作，经量中，经色暗红。前次月经 2014 年 1 月 28 日至 2 月 4 日。纳可，便调，夜寐尚可。舌瘦红，舌苔薄白，脉细弦。

辅助检查：2014 年 3 月 5 日 B 超。子宫 47mm×45mm×40mm，内膜厚 7mm；右卵巢 45mm×40mm×30mm，左侧卵巢 40mm×32mm×20mm。

查肿瘤标记物：CA-199 12.08U/mL；CA-125 15.30U/mL（0～35U/mL）；CA-153 7.0U/mL。

方药：

太子参 12g	北沙参 12g	益母草 10g	夏枯草 10g
连　翘 10g	浙贝母 10g	橘　核 10g	炒薏苡仁 12g
茵　陈 10g	杜　仲 10g	三七面 3g ^{（冲服）}	

14 剂。水煎服，每日 2 次。

医嘱：见月经服三七面 1.5g，日 2 次 ×7 天，温水冲服。经期停汤剂 7 天。

2014 年 9 月 2 日随访：3 月 23 日经期服三七面 1.5g 冲服，1 日

2 次 ×3 天；4 月 20 日经期服三七面 1.5g 冲服，1 日 2 次 ×3 天；5 月 18 日经期服三七面 1.5g 冲服，1 日 2 次 ×3 天；3、4、5 三个月停汤剂，仅服三七面 3 天，痛经未作，经量、经色、经期均正常。

6 月 15 日经期停药；7 月 13 日经期停药；8 月 10 日经期停药；6、7、8 三个月停药，痛经未作，经量、经色、经期均正常。

治疗结果：患者 2013 年 12 月 12 日初诊，经 3 个月中药治疗，痛经症状消失，复查 B 超及妇科肿标检测提示正常。3、4、5 三个月停汤剂，服三七面 3 天，痛经未作，经量、经色、经期均正常；6、7、8 三个月停药，痛经未作，经量、经色、经期均正常。

柴老师云："子宫内膜异位症中医中药治疗之优势在于，在治疗和维护月经情况下，达到近期痊愈。对于年轻未婚未育患者要注意保护其女性的生殖生育器官及功能，对于有生育要求的患者要注意保全其受损的生殖生育器官及功能，医生有责任建议患者积极备孕，尽快妊娠。"

医嘱：患者自我监测月经情况，如月经失调、行经腹痛症状出现，提示子宫内膜异位症病情反复；定期复查 B 超、妇科肿标。

3. 子宫内膜异位症之不孕症案

刘某，女性，28 岁，已婚，未育。初诊日期：2014 年 8 月 19 日。

主诉：已婚 2 年，未避孕未孕。

现病史：患者已婚 2 年，未采取避孕措施，一直未孕，于 2014 年 6 月行子宫输卵管造影术，提示：①子宫大小正常，呈橄榄型。②左侧输卵管通畅（输卵管迂曲上举）。③右侧输卵管高度通而不畅（输卵管上举）。④造影剂在盆腔聚集。于 2014 年 8 月 2 日行宫腔镜、腹腔镜手术。宫腔镜检查报告：正常宫腔。宫腔镜下诊断性刮宫，病理报告：子宫内膜组织腺体呈增生期改变，部分可见淋巴细胞侵润及淋巴细胞形成。腹腔镜检查报告：腹腔镜下见盆腔粘连，盆腔子宫内膜异位症病灶，右侧卵巢巧克力囊肿。腹腔镜下行盆腔粘连分离术＋盆腔异位病灶电灼术＋右侧卵巢囊肿剥除术（见巧克力液流出）＋输卵管通液术（双侧输卵管美兰液溢出顺畅）。腹腔镜术后病理回报：右侧卵巢囊壁组织符合子宫内膜异位囊肿。

出院诊断：①原发性不孕。②盆腔炎性疾病后遗症盆腔粘连。③右侧卵巢子宫内膜异位囊肿。④盆腔子宫内膜异位症。建议辅助生殖助孕。患者要求中医治疗，前来就诊。

刻下症：纳可，眠安，二便正常。末次月经2014年7月25日。舌淡暗，苔腻，脉细滑。

经孕胎产史：初潮14岁，$\frac{4}{32\sim35}$天，量中，痛经（＋），自初潮以来开始痛经至今10余年。已婚2年，G0P0，未避孕2年未孕。配偶体健，精液检查正常。

既往病史：无特殊病史及传染病史。无药物过敏史及其他过敏史。

辅助检查：2014年4月23日北京家园医院检验报告单：女性激素，FSH 5.50mIU/mL，LH 6.23mIU/mL，E_2 51pg/mL，PRL 11.36ng/mL，T 0.37ng/mL。甲状腺激素，TSH 1.04μIU/mL，T_3 2.94Pg/mL，T_4 0.91ng/dL。

2014年6月20日北京家园医院彩色超声报告：子宫中位，大小约4.0cm×4.5cm×4.1cm，肌层回声均匀，内膜厚约1.37cm。宫颈回声均匀。右侧卵巢3.5cm×2.0cm，内可见12个以上卵泡，最大约0.6cm×0.5cm，另可见大小约0.9cm×0.6cm囊性回声，边界清，内透声差；左侧卵巢3.3cm×2.3cm，内可见9～10个卵泡，最大约0.6cm×0.4cm，另可见大小约1.6cm×1.3cm不均质囊性回声，壁厚，周边可见血流信号。子宫直肠窝可见不规则液性暗区，范围6.5cm×2.4cm，内透声欠佳。

超声提示：①右侧卵巢内多囊样改变；②右侧卵巢内囊性回声（巧囊?）；③左侧卵巢内不均质囊性回声；④盆腔积液（混浊）。

病情分析：患者行经腹痛10余年，已婚2年，同居未避孕未孕，证属中医学"痛经""全无子"范畴；经腹腔镜检查确诊为子宫内膜异位症。

中医诊断：痛经，不孕症。

西医诊断：子宫内膜异位症，不孕症。

诊疗思路：综合分析四诊资料及患者宫腹腔镜手术出院诊断，推断病起于湿热毒邪侵袭冲任血海与血搏结，日久结聚，胞宫胞脉胞络阻滞，不能成孕；病久及肾，兼具肾虚之证。治疗以清热除湿化瘀为主，改善盆腔气滞血瘀湿阻状态，为排卵受孕着床创造有利条件，辅之以益肾之法。

辨证：邪伏冲任血海，瘀阻胞宫、胞脉、胞络，兼肾虚之证。

治法：清热除湿化瘀为主，益肾助孕为辅。

方药：

当　归 10g	生牡蛎 15g	茜草炭 10g	地骨皮 10g
青　蒿 5g	旱莲草 10g	白　芍 10g	茵　陈 10g
鱼腥草 15g	冬瓜皮 10g	炒白术 15g	杜仲炭 10g

7 剂。水煎服，每日 2 次。

医嘱：月经第 5 天服。测 BBT，查妇科肿标。

方解：方中青蒿、鱼腥草、茵陈、冬瓜皮、白术、旱莲草，清热解毒除湿；茜草炭、生牡蛎，化瘀散结；杜仲炭、当归、地骨皮、白芍，益肾养血。

二诊：2014 年 9 月 11 日。末次月经 2014 年 8 月 29 日，现 BBT 单相。舌暗红，苔腻，脉细滑。检查：CA-125 61U/mL（0～35U/mL）。

方药：

金银花 10g	丝瓜络 10g	茜草炭 10g	地骨皮 10g
青　蒿 5g	旱莲草 10g	连　翘 12g	茵　陈 10g
鱼腥草 15g	冬瓜皮 10g	炒白术 15g	杜仲炭 10g
川　芎 6g			

7 剂。水煎服，每日 2 次。

患者检查 CA-125 61U/mL，提示其盆腔子宫内膜异位病灶仍然活跃。

柴老师云："目前治疗仍然要坚持以清热解毒除湿化瘀为主，只有驱除冲任血海之湿热毒邪，改善胞宫、胞脉、胞络瘀滞结聚状态，方能达到受精成孕的目的。"

三诊：2014 年 9 月 18 日。末次月经 2014 年 8 月 29 日，现 BBT 上升 8 天。舌淡红，脉细滑。

方药：

菟丝子 15g	覆盆子 15g	云　苓 12g	远　志 5g
益母草 6g	丹　参 6g	川楝子 6g	丝瓜络 6g
金银花 12g	连　翘 12g	三七面 3g^{（分冲）}	

7 剂。水煎服，每日 2 次。

医嘱：三七粉 1.5g 冲服，日 2 次，经期服用。逢经期停服汤药 5 天。

患者基础体温上升 8 天，从治疗不孕症的角度，排卵后应该予以益肾固冲治疗，但是对于因盆腔炎及子宫内膜异位症造成的不孕症，在治疗时需要根据病情用药。柴老师云："由于其湿热毒邪潜伏于冲任血海，损伤胞宫、胞络、胞脉，影响排卵、受精、运送、着床等各个环节，因此治疗要根据基础体温的情况，临证调整君、臣、佐、使用药比例。"

方中以菟丝子、覆盆子为君，益肾固冲助孕；金银花、连翘清热解毒祛邪，茯苓健脾化湿为辅；远志、川楝子、丝瓜络、益母草、丹参，为佐使，化瘀通络，改善输卵管条件，活血行滞调整盆腔环境及子宫内膜状态。方中三七面嘱患者经期单独冲服，此时正值经期，解除妊娠顾忌，意在充分发挥三七面活血、化瘀、消肿、止痛之功效，而经期停用汤药亦为此意。

四诊：2014 年 10 月 8 日。末次月经 2014 年 9 月 28 日，前 BBT 双相，10 月 2 日正值经期，发烧，体温 37.7℃。舌红，脉细弦。

方药：

金银花 10g	丝瓜络 10g	茜草炭 10g	地骨皮 10g

青 蒿 5g	旱莲草 10g	连 翘 12g	茵 陈 10g
鱼腥草 15g	冬瓜皮 10g	炒白术 15g	杜仲炭 10g
川 芎 6g			

7剂。水煎服，每日2次。

患者经期发热，邪毒循故疾而发，治疗加大清热解毒，化湿行滞力度。

五诊：2014年10月14日。末次月经2014年9月28日，BBT近典型双相，舌肥嫩，脉细滑。

辅助检查：2014年9月3日查CA-125 61.5U/mL；女性激素：FSH 7.02mIU/mL，LH 5.2mIU/mL，E_2 67.57pg/mL，T 7.16ng/dL。

方药：

菟丝子 15g	车前子 10g	生牡蛎 15g	茜草炭 12g
当 归 10g	川 芎 5g	茯 苓 10g	白 术 10g
木 香 3g	月季花 6g	蛇床子 3g	杜 仲 10g

7剂。水煎服，每日2次。

女性激素测定提示患者目前卵巢功能良好，现正值排卵期，应抓紧时机积极助孕。方中菟丝子、蛇床子、杜仲为君药，温肾助阳；茯苓、白术、木香健脾理气，当归、川芎、月季花养血活血为辅；佐之以生牡蛎、茜草炭，软坚散结化瘀；车前子为使药，通利走下。

六诊：2014年11月18日。末次月经2014年11月5日，前BBT不典型双相，现BBT单相。舌淡，脉细弦滑。

方药：

冬瓜皮 15g	生牡蛎 15g	茜 草 12g	桃 仁 10g
土茯苓 12g	薏 米 15g	泽 兰 6g	延胡索 10g
百 合 10g	杜 仲 10g	车前子 10g	红 花 6g
川 芎 5g			

7剂。水煎服，每日2次。

月经第14天，基础体温单相，方中加强行滞化瘀之品，改善冲任血海湿阻瘀滞状态。

七诊：2014年12月16日。末次月经2014年12月3日，前BBT近典型双相，舌淡嫩暗，脉细滑。

方药：

杜　仲10g	车前子10g	当　归10g	茜　草12g
三　棱10g	川　断15g	丝瓜络10g	薏　米15g
路路通10g	瞿　麦6g	桂　枝3g	阿胶珠12g

7剂。水煎服，每日2次。

从8月18日初诊至今，经过了4个月的治疗，患者基础体温显示在月经期下降不满意，基线偏高，结合患者以往经期常有发热症状，考虑仍为冲任血海湿热伏邪作祟，继续清热化湿，行滞通络。方中用桂枝3g为佐药，意在温化瘤疾。

八诊：2015年1月13日。末次月经2015年1月11日，痛经减轻，经量可。舌肥，脉细滑。

方药：

太子参12g	桃　仁10g	夏枯草12g	月季花6g
百　合12g	丝瓜络15g	枸杞子15g	茵　陈12g
生麦芽12g	川　断15g	杜　仲10g	川　芎5g

7剂。水煎服，每日2次。

患者痛经症状减轻，基础体温形态日趋好转（图2-5），经期体温下降正常，说明病情得到有效控制，鼓励患者积极试孕。

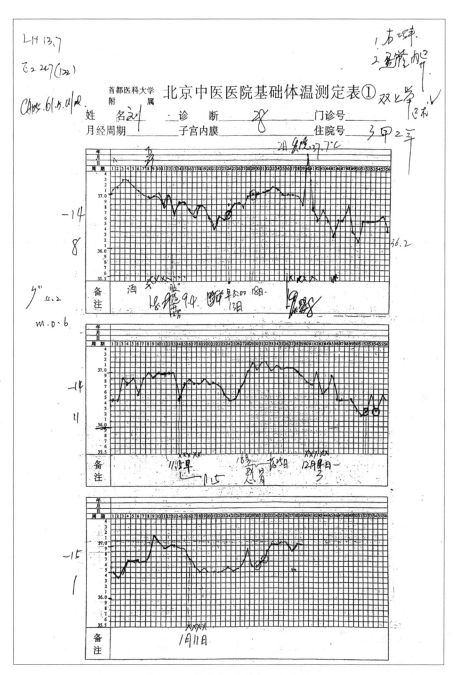

图 2-5　基础体温形态日趋好转

九诊：2015 年 3 月 24 日。前次月经 2015 年 2 月 8 日，末次月经 2015 年 3 月 11 日，前 BBT 不典型双相，经期腹痛减轻。舌肥暗，脉细滑。

方药：

菟丝子 15g	香　附 10g	生牡蛎 15g	茜　草 12g
丝瓜络 15g	路路通 10g	扁　豆 10g	茵　陈 12g
桂　枝 2g	杜　仲 10g	车前子 10g	三　棱 10g
白　术 10g			

7 剂。水煎服，每日 2 次。

柴老师云："益肾活血并举，行滞通络共进，此乃治疗子宫内膜异位症之不孕症基本法则。"

十诊：2015 年 3 月 30 日。末次月经 2015 年 3 月 11 日，前 BBT 不典型双相，已排卵，舌淡红，脉细滑。

方药：

菟丝子 15g	桑寄生 15g	荷　梗 10g	丹　参 12g
丝瓜络 10g	路路通 10g	川　芎 3g	通　草 6g
远　志 5g	蒲公英 12g	连　翘 5g	

7 剂。水煎服，每日 2 次。

十一诊：2015 年 4 月 14 日。末次月经 2015 年 4 月 12 日，前 BBT 不典型双相，舌嫩暗，脉细滑。

方药：

当　归 10g	瞿　麦 6g	泽　泻 10g	丝瓜络 15g
月季花 6g	旱莲草 15g	川楝子 6g	枳　壳 10g
薏苡仁 15g	仙鹤草 15g	川　芎 5g	泽　兰 10g
三七粉 3g ^(冲服)			

7 剂。水煎服，每日 2 次。

正值经期，予经期方，活血化瘀，祛湿行滞。

十二诊：2015 年 5 月 12 日。末次月经 2015 年 5 月 9 日，前 BBT 不典型双相，较前明显好转，经期腹痛未作，经色、经量正常，诉经期腰酸。舌淡红，脉细滑。

方药：

阿胶珠 12g	太子参 12g	砂 仁 3g	丹 皮 10g
熟 地 10g	旱莲草 15g	当 归 10g	茯 苓 10g
百 合 10g	车前子 10g	黄 精 10g	广木香 3g

7 剂。水煎服，每日 2 次。

医嘱：月经后服。

目前患者基础体温提示排卵良好，痛经症状消失，此时不失时机加强益肾养血助孕，嘱患者积极备孕。

十三诊：2015 年 6 月 16 日。末次月经 2015 年 6 月 5 日，前 BBT 近典型双相，舌肥，脉细滑。

方药：

太子参 12g	车前子 10g	当 归 10g	泽 兰 10g
薏苡仁 15g	白 术 10g	茜 草 12g	杜 仲 10g
菟丝子 15g	路路通 10g	月季花 6g	丝瓜络 10g

7 剂。水煎服，每日 2 次。

月经第 11 天，益肾活血，通络行滞。

十四诊：2015 年 7 月 14 日。末次月经 2015 年 6 月 5 日，BBT 上升 20 天。舌淡红，脉细滑。

2015 年 7 月 6 日查血 HCG 1472mIU/mL；2015 年 7 月 9 日查血 HCG 3236mIU/mL，P > 40ng/mL。

方药：

菟丝子 15g	苎麻根 10g	枸杞子 10g	山 药 10g
白 术 10g	旱莲草 12g	莲 须 5g	椿 皮 5g

荷　叶 10g　　　　芦　根 10g

7 剂。水煎服，每日 2 次。

患者成功受孕，各项指标检测良好。予以益肾固冲养胎。

十五诊：2015 年 8 月 4 日。孕 2 个月，BBT 上升 41 天。舌淡红，脉沉滑。

2015 年 7 月 24 日查血 HCG 133454mIU/mL，P 29.37ng/mL，CA-125 101.90U/mL。

2015 年 8 月 1 日超声检查（图 2-6）：子宫后位，增大，宫腔内可见胎囊、胎芽、胎心搏动。CRL 13mm。双附件区未见明显占位。超声诊断：早孕 7 周 4 天，活胎。

方药：

菟丝子 15g　　　　苎麻根 10g　　　　覆盆子 10g　　　　地骨皮 5g

侧柏炭 10g　　　　旱莲草 12g　　　　莲　须 5g　　　　椿　皮 5g

荷　叶 10g　　　　金银花 10g

7 剂。水煎服，每日 2 次。

方中以菟丝子、覆盆子益肾养胎为君；侧柏炭、莲须、苎麻根、椿根皮、地骨皮、荷叶、旱莲草清热固冲为辅；佐之以金银花清热解毒，改善宫腔局部环境。

治疗结果：本案为一例因盆腔炎、子宫内膜异位症、输卵管通而不畅所致的不孕症，治疗从 2014 年 8 月初诊到 2015 年 6 月受孕，历经 10 个月，回顾治疗过程总结如下：第一阶段，清热解毒，化瘀行滞为主，益肾为辅；第二阶段，病情得到有效控制后，积极助孕。第一及第二阶段治疗策略：月经第 1 ~ 4 天（月经期），积极化瘀行滞，调经止痛；月经第 5 ~ 11 天（月经前期），清热解毒，化瘀散结；月经第 12 ~ 18 天（排卵期），益肾活血，通络行滞；月经第 19 ~ 25 天（月经后期），散结通络，益肾养血并举。

第三阶段，受孕后益肾养胎为主，清热固冲为辅，佐之以清热解毒。

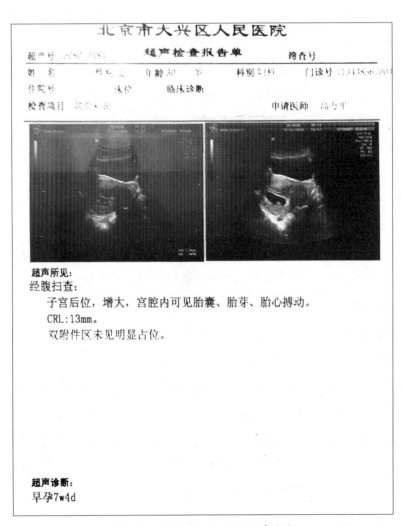

图 2-6 2015 年 8 月 1 日超声检查

4. 子宫内膜异位症之痛经、不孕案

张某，女性，40 岁，已婚，未育。初诊日期：2004 年 2 月 13 日。

主诉：痛经，未避孕 8 年不孕。

现病史：患者 1990 年结婚，1996 年患宫外孕保守治疗，此后未避孕 8 年至今未孕。2003 年 10 月行腹腔镜手术，确诊为子宫内膜异位症、盆腔粘连、双侧输卵管通畅。患者平素时腹痛，带下量多、色黄、有味，大便不爽，经期腹痛尚可忍，偶服止痛药止痛。

刻下症：末次月经 2 月 8 ～ 13 日，月经量中、色红，行经第 1 天腹痛，大便不爽，舌绛，苔腻，脉弦细滑。

经孕胎产史：已婚 14 年，孕 1 产 0，1996 年宫外孕 1 次，未避孕 8 年未孕。以往月经 $\frac{3\sim4}{25}$ 天，量中，痛经（＋）。

病情分析：患者 1996 年患宫外孕保守治疗，此后 8 年未避孕至今未孕。2003 年 10 月行腹腔镜手术，确诊为子宫内膜异位症、盆腔粘连，所幸双侧输卵管通畅。患者行经腹痛，带下量多、色黄、有味，大便不爽，舌绛，苔腻，脉弦细滑。证属中医学"痛经""断续"范畴。

中医诊断：痛经，断续。

西医诊断：子宫内膜异位症，继发不孕症。

诊疗思路：患者就诊主要诉求是"求子"，分析不孕之原因，于 8 年前罹患宫外孕，此乃湿热毒邪侵袭冲任血海，与血搏结，阻滞胞宫、胞络；8 年来湿热毒邪伏于下焦冲任血海，逢经期经行而动，则见经行腹痛；湿热毒邪留驻下焦，则见带下量多、色黄、有味；湿热毒邪壅滞足阳明大肠，则大便不爽；舌绛，苔腻，脉弦细滑，均为阳证、热证、实证之象。

辨证：邪驻下焦，阻遏胞络，冲任损伤。

治法：祛邪通络，益肾养血，调经助孕。

方药：

野菊花 20g	土茯苓 20g	马齿苋 15g	茜草炭 10g
生牡蛎 20g	川 贝 10g	寄 生 20g	杜 仲 10g
阿胶珠 12g	川 芎 5g	川楝子 6g	香 附 10g

20 剂。水煎服，每日一剂，分温两服。另：三七面 3g×3 瓶，每次

1.5g 冲服，一日 2 次，于月经期服用。

方解：全方以解毒化浊祛瘀散结为主，用野菊花、土茯苓、马齿苋、茜草炭、生牡蛎、川贝、川楝子、三七面，治疗子宫内膜异位症；以益肾养血为辅，用寄生、杜仲、阿胶珠、川芎，针对不孕症用药为下一步治疗打基础；香附为使药，引诸药入血分。

二诊：2004 年 3 月 12 日。患者末次月经 3 月 5 日，行经 4 天，腹痛未作，前 BBT 不典型双相基线偏高，纳可，二便调，带下正常。舌绛，苔白，脉细滑。

方药：

野菊花 20g	通　草 6g	车前子 10g	茜草炭 10g
生牡蛎 20g	川　贝 10g	寄　生 20g	杜　仲 10g
阿胶珠 12g	川　芎 5g	川楝子 6g	香　附 10g

20 剂。水煎服，日一剂，分温两服。

经过一诊治疗，患者经期腹痛症状消失，继以前法，前方去土茯苓、马齿苋，加通草、车前子，一方面针对子宫内膜异位症加强祛邪作用，另一方面针对继发不孕症之病因恢复输卵管受损功能，加强通络作用。

三诊：2004 年 4 月 11 日。患者末次月经 4 月 1 日，行经 4 天，腹痛未作，前 BBT 近典型双相（图 2-7），基线正常。纳可，二便调，带下正常，舌绛，苔白，脉细滑。

方药：

桑寄生 20g	杜　仲 10g	枸杞子 15g	川　断 15g
阿胶珠 12g	川　芎 5g	白　芍 12g	丹　参 12g
北沙参 20g	茜草炭 10g	金银花 12g	香　附 10g

20 剂。水煎服，日一剂，分温两服。

经一诊、二诊 2 个月治疗，患者行经腹痛症状消失，下焦湿热已解，冲任血海之伏邪已降，此时要尽快助孕，以期实现患者求子之愿望。方中以益肾养血助孕治疗为主，药用寄生、杜仲、枸杞子、川断、阿胶珠、川芎、白芍、丹参、北沙参；以茜草炭化瘀行滞，金银花清解伏邪，以防备瘤疾反复；香附为使药引诸药入血分。

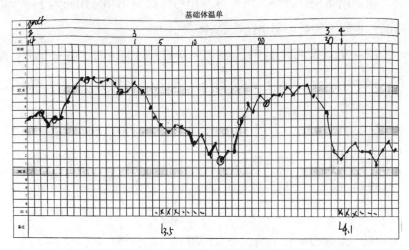

图 2-7　前 BBT 近典型双相

四诊： 2004 年 6 月 1 日。患者末次月经 4 月 27 日，现 BBT 上升 19 天（图 2-8），查尿 HCG（＋）。纳可，二便调，舌暗红，苔白，脉细滑。

方药：

菟丝子 20g	覆盆子 10g	椿　皮 15g	黄　芩 15g
北沙参 20g	藕　节 15g	白　芍 12g	百　合 12g
旱莲草 15g	金银花 12g		

20 剂。水煎服，日一剂，分温两服。

患者已孕，予以益肾固胎为主治疗，方中一味金银花为佐药，使柴老师治疗子宫内膜异位症之思路贯穿始终。

治疗结果：此病案疗程 3 个多月，第一阶段针对子宫内膜异位症，"解毒、化浊、祛瘀、散结"进行治疗，同时应患者求子之诉求，辅之以益肾养血；第二阶段，当患者痛经症状消失，带下正常，基础体温趋于正常，提示下焦湿热已解，冲任血海伏邪已降，此时予以益肾养血助孕治疗；第三阶段患者已孕，予以益肾固胎治疗。分阶段施治，辨证方向准确，治疗思路清晰，环环相扣，彼此呼应，此为柴老师临证之特点。

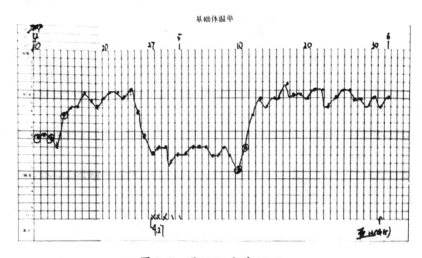

图 2-8　现 BBT 上升 19 天

5. 子宫内膜异位症之癥瘕、不孕案

王某，女性，29岁，已婚，未育。初诊日期：2015 年 4 月 25 日。

主诉：不孕症 2 年，巧克力囊肿术后 4 个月。

现病史：患者 3 年前体检发现子宫内膜异位囊肿，未治。结婚 2 年未避孕未孕。2015 年 12 月腹腔镜下行双侧卵巢巧克力囊肿剥除术，术后用可瑞林每月肌注 1 支 ×3 个月，月经闭止，现停药 2 月，月经未行。

刻下症：纳可，眠安，二便调。舌肥淡、苔白，脉细弦无力。

经孕胎产史：结婚 2 年，G0P0，未避孕未孕。既往月经 $12\frac{6}{23}$ 天，量中，痛经（＋）。

既往病史：否认药物、食物过敏史及其他过敏史。

病情分析：患者 3 年前体检时发现子宫内膜异位囊肿，未治；结婚 2 年未避孕而未孕，证属中医学"癥瘕""不孕症"范畴。以往月经提前且痛经。综合分析患者不孕之原因，应从两个方面考虑：一者责之于肾，为先天禀赋不足；二者责之于冲任血海，为伏邪作祟。患者近期行腹腔镜下双侧巧囊剥除术，并于术后肌注可瑞林治疗，从子宫内膜异位症角度治疗是积极的，但并不能根除之；从不孕症角度则增加了治疗难度。患者此番就诊目的是生育。巧囊剥除术后如有生育要求者，应尽快妊娠，其术后受孕黄金窗口期 6 ～ 12 个月，如巧囊复发则使受孕机会大大降低。

中医诊断：癥瘕，不孕症。

西医诊断：子宫内膜异位症，原发不孕症。

诊疗思路：柴老师云："对于子宫内膜异位症而有生育要求的患者以积极助孕为上策。子宫内膜异位症为阳证、热证、实证，而患者素体脾肾不足，经过手术及药物治疗后，临床表现舌肥淡、脉弦细无力，为虚象，此乃本虚而标实。针对这类患者当扶正祛邪，以益肾养血、健脾除湿、调理冲任为主，同时兼以清解伏邪、通络活血。"

辨证：肾虚血亏，脾虚湿阻，冲任损伤。

治法：益肾养血，健脾除湿，调理冲任。

方药：

当 归 10g	炒白术 12g	续 断 15g	枳 壳 10g
茵 陈 12g	丝瓜络 15g	月季花 6g	车前子 10g
川 芎 5g	炒薏苡仁 15g	杜 仲 10g	香 附 10g

20 剂。水煎服，日一剂，分温两服。

医嘱：测 BBT。

方解：方中川断、杜仲益肾，炒白术健脾，共为君药；当归、川芎养血为臣，益肾健脾养血君臣相辅，恢复及促进其肾所主之生育功能；茵陈清解伏邪，炒薏苡仁、车前子除湿，丝瓜络、枳壳通络，月季花活血调经，共为佐，改善冲任血海、胞宫、胞脉、胞络之湿阻瘀滞状态；香附子理血脉为使。

二诊：2015 年 6 月 6 日。患者 5 月 9 日恢复月经、量中、色暗红，无痛经，行经 5 天，基础体温不典型双相，上升 9 天。6 月 1 日再次行经，经期 5 天、量中、色红，无痛经，基础体温不典型双相，上升 7 天，月经周期 22 天。现纳可，便调，寐安。舌肥淡红，脉细滑。

2015 年 5 月 10 日查女性激素：LH 4.03mIU/mL，E_2 63.6 pg/ mL，FSH 6.72 mIU/mL，T 0.23ng/mL。

方药：

枸杞子 15g	白 芍 12g	旱莲草 12g	当 归 10g
炒白术 10g	地骨皮 10g	青 蒿 6g	山 药 12g
茯 苓 12g	浙贝母 10g	夏枯草 10g	生甘草 5g
女贞子 15g	菟丝子 15g	黄 精 10g	

20 剂。水煎服，日一剂，分温两服。

医嘱：月经期停药。

患者月经恢复，月经经期、经量、经色正常，无痛经，但月经周期提前；基础体温不典型双相，上升 7～9 天，提示患者肾虚血亏，冲任损伤，生育功能低下。继以前法，益肾健脾养血，除湿调理冲任。方中女贞子、菟丝子、枸杞子、黄精，益肾补虚为主；当归、白芍、茯苓、山药、炒白术，健脾养血为辅；佐之以地骨皮、旱莲草、青蒿、夏枯草、浙贝母，清热、解毒、除湿，以期改善月经先期症状；生甘草调和诸药。

柴老师云："嘱患者月经期停药，用意有三：其一，患者经期、经量、经色正常，已无痛经，此时不必用药干扰；其二，患者病缓势弱，可在治疗过程中适时停药几日，给机体自我调理的时间；其三，如预计治疗过程较长时，可根据患者脾胃受纳情况，调整用药节奏，使机体更有效地接受治疗。"

三诊：2015 年 7 月 11 日。患者末次月经 2015 年 6 月 24 日，前次月经 2015 年 6 月 1 日，月经周期 24 天，前基础体温不典型双相，上升 7 天，上升呈坡型。现基础体温已上升，呈波状图形。纳可，便调，多梦，情绪焦躁。舌肥淡，舌边尖红，脉细弦滑。

方药：

太子参 12g	覆盆子 15g	当 归 10g	地骨皮 10g
莲 须 5g	山 药 12g	炒白术 10g	炒白芍 10g
旱莲草 12g	莲子心 3g	柴 胡 5g	生甘草 5g

20 剂。水煎服，日一剂，分温两服。

医嘱：月经期停药。

患者月经周期 24 天较前 22 天延长 2 天，前基础体温升温仅 7 天且呈坡型上升，现基础体温上升但不平稳。此为肾气不足，血海伏热，冲任不固。

柴老师云："月经周期小于 25 天者，受孕难；基础体温升温期小于 12 天者，受孕难；基础体温呈坡型上升或坡型下降者，受孕难。"

方中以太子参、覆盆子，益气补肾为主；山药、炒白术、当归、白芍，健脾养血为辅；佐之以地骨皮、旱莲草、莲须，清解血海伏热，并可固冲调经，莲子心、柴胡，清心疏肝除烦；生甘草，缓急迫，调和诸药。

四诊：2015 年 8 月 8 日。患者末次月经 2015 年 7 月 18 日，量少，痛经轻度，前次月经 2015 年 6 月 24 日，月经周期 24 天，经前 BBT 不典型双向，上升 12 天，但前期波动明显。现月经第 21 天，BBT 波动明显，舌肥淡，脉细滑稍数。

方药：

阿胶珠 10g	当 归 10g	泽 兰 10g	茜 草 10g
荷 叶 10g	炒白术 10g	茯 苓 10g	夏枯草 12g
桃 仁 10g	杜 仲 10g	路路通 10g	瞿 麦 6g
川 芎 5g			

20剂。水煎服，日一剂，分温两服。

医嘱：停药观察，见月经后开始服药。

方中以杜仲、茯苓、炒白术益肾健脾为主；阿胶珠、当归，养血为辅；佐之以泽兰、茜草、桃仁、路路通、瞿麦活血通络，并以荷叶、夏枯草清解伏热；川芎为使，引诸药入血分，共筑益肾健脾、养血活血、清解通络、调经助孕之效。

此番柴老师嘱患者见月经开始服药，考虑患者现月经第21天，根据以往月经周期以及目前基础体温情况，先停药观察。患者前次月经期有轻度痛经症状出现，提示子宫内膜异位症病情有所反复，冲任血海之伏邪恐再度扰动。适时给予经期用药，既可清解伏邪，钳制子宫内膜异位症复发，又不影响调经助孕之治疗。

五诊： 2015年10月10日。患者8月13日月经来潮，开始服用上方20剂，行经5天，经量、经色正常，痛经未作，目前基础体温上升13天（图2-9）。9月5日月经来潮，患者自行停药1个月，试孕，末次月经10月2日，前基础体温上升9天。现月经第8天，基础体温单相。舌肥淡，脉细滑。

方药：

当　归10g	熟地黄10g	炒白术10g	茯　苓10g
茵　陈10g	郁　金6g	夏枯草10g	阿胶珠12g
石　斛10g	三　棱10g	车前子10g	川　芎5g
菟丝子15g			

20剂。水煎服，日一剂，分温两服。

医嘱：服药10剂，停药，月经第5天再服10剂。

方中以熟地、菟丝子、当归、阿胶珠、川芎益肾养血为主；茯苓、炒白术、郁金、夏枯草，健脾疏肝散结为辅；佐之以茵陈、三棱、石斛，化浊行滞通痹；车前子为使，通利走下。

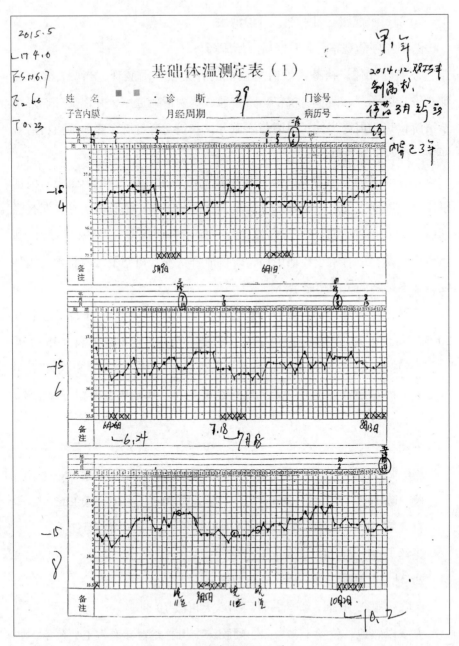

图 2-9　目前基础体温上升 13 天

患者停药试孕，基础体温波动明显，升温期9天，形态较前明显退步。不孕症患者治疗过程中，何时开始试孕，试孕时是否停药，需根据患者自身条件、病情决定。此患者结婚2年未避孕而未孕，以往月经提前且痛经。综合分析患者不孕之原因，应从两个方面考虑：一者责之于肾，为先天禀赋不足；二者责之于冲任血海，为伏邪作祟。患者2014年12月行腹腔镜下双侧巧囊剥除术，并于术后给与药物治疗3个疗程，药物性闭经。从不孕症角度考虑，原本怀孕困难，目前更加不宜。患者自2015年4月手术及药物治疗后，至今已6个月时间，因此柴老师嘱患者坚持遵医嘱服药，边治疗边试孕；怀孕后也要坚持遵医嘱服药，保胎至孕10～12周，无异常方可停药。

六诊：2015年11月7日。患者末次月经2015年10月24日，行经6天，经量、经色正常，痛经未作，前月经周期22天，经前BBT不典型双向，上升9天；现月经第14天，基础体温坡型上升4天。舌肥淡，脉细滑。

2015年10月25日查女性激素：LH 4.66mIU/mL，E_2 43.09pg/mL，FSH 6.74 mIU/mL，T 0.05ng/mL，PRL 547.10μIU/mL。

方药：

阿胶珠 12g	白　芍 10g	覆盆子 15g	椿根皮 5g
青　蒿 6g	黄　芩 6g	旱莲草 15g	百　合 12g
女贞子 15g	月季花 6g	柴　胡 5g	侧柏炭 20g

20剂。水煎服，日一剂，分温两服。

医嘱：先服用7剂，月经第5天后服用余药。

目前基础体温上升4天，方用覆盆子、女贞子、旱莲草、椿根皮、侧柏炭益肾固冲为主；阿胶珠、白芍、月季花，养血活血为辅；青蒿、黄芩、柴胡、百合，清热解毒佐之。

七诊：2015年12月5日。患者末次月经2015年11月18日，行经5

天，经量略多、经色红，经期腹坠痛。前次月经周期 25 天，基础体温上升 13 天，BBT 近典型双向；现 BBT 上升 8 天。舌肥淡，苔黄干，脉细滑。

方药：

枸杞子 15g	当　归 10g	地骨皮 10g	女贞子 15g
白　芍 10g	月季花 6g	续　断 15g	青　蒿 6g
瞿　麦 6g	浙贝母 10g	白茅根 10g	紫花地丁 10g

20 剂。水煎服，日一剂，分温两服。

医嘱：见月经开始服药。

患者前次月经周期 25 天，基础体温近典型双相，上升 13 天。患者试孕未孕。从患者基础体温分析：其一，患者排卵在月经周期第 10 天，患者试孕在月经周期第 12、13 天；其二，患者基础体温上升呈坡型；其三，患者本次月经期基础体温偏高，且痛经症状复发，提示子宫内膜异位症病情反复。因此，柴老师于益肾养血同时，加强清解血海毒热之邪，方用青蒿、瞿麦、地丁、浙贝母。

柴老师一直十分重视患者基础体温测试，要求患者认真测量。基础体温是妇科病诊治非常好的客观指标，既可以动态地反映患者卵巢功能状况、病情变化，又可以观察疗效，而且无创无费。

八诊：2016 年 1 月 9 日。患者末次月经 2016 年 1 月 4 日，行经 5 天，经量、经色正常，痛经症状较前减轻，前月经周期 24 天，上升 10 天。现月经第 5 天，基础体温波动明显。舌肥淡，脉细滑。

方药：

冬瓜皮 15g	炒白芍 10g	阿胶珠 10g	砂　仁 3g
车前子 10g	桃　仁 10g	钩　藤 15g	川　芎 5g
夏枯草 12g	白　术 10g	杜　仲 10g	木　香 3g
续　断 15g	佩　兰 3g		

20 剂。水煎服，日一剂，分温两服。

继以前法，益肾养血，健脾除湿，活血通络。

九诊：2016 年 1 月 30 日。患者末次月经 2016 年 1 月 26 日，行经 5 天，痛经未作。前 BBT 不典型双向。现月经第 4 天，纳可，便调，寐安。舌淡红，苔薄白，脉细滑有力。

方药：

当 归 10g	川 芎 5g	茯 苓 10g	丝瓜络 10g
枸杞子 15g	桃 仁 10g	百 合 10g	夏枯草 10g
桂圆肉 12g	熟地黄 10g	茜 草 10g	续 断 15g
桑寄生 15g			

20 剂。水煎服，日一剂，分温两服。

继以前法，益肾养血，活血通络。

十诊：2016 年 2 月 27 日。患者末次月经 2016 年 1 月 26 日，现 BBT 典型上升 19 天。舌淡红，脉沉滑有力。2015 年 2 月 20 日查 β-HCG 292 mIU/mL；

2015 年 2 月 23 日查 β-HCG 2203 mIU/mL，P 19.51 ng/mL；

2015 年 2 月 24 日查 β-HCG 3353 mIU/mL，P 26.16 ng/mL。

方药：

枸杞子 15g	苎麻根 10g	炒白术 10g	青 蒿 6g
女贞子 15g	菟丝子 15g	覆盆子 15g	荷 叶 10g
地骨皮 10g	侧柏炭 15g	莲 须 5g	茯 苓 12g

14 剂。水煎服，日一剂，分温两服。

经过 9 个月中药治疗，患者成功怀孕，基础体温上升 19 天，呈波动状。予以保胎。方中枸杞子、菟丝子、女贞子、覆盆子、茯苓、炒白术，益肾健脾安胎为主；苎麻根、地骨皮、侧柏炭、莲须，清热固冲为辅；佐之以青蒿，清解伏邪。

十一诊：2016 年 3 月 12 日。患者末次月经 2016 年 1 月 26 日，BBT

上升 33 天,尚稳定。舌淡红,脉沉滑有力。

2016 年 3 月 10 日查 HCG 104152 mIU/mL,P 18.66 ng/mL;2016 年 3 月 8 日超声检查:胎囊 2.6cm×2.3cm×1.3cm,内见胎芽 0.26cm,可见胎心。提示:早孕,活胎。

方药:

枸杞子 15g	炒白术 10g	续　断 15g	茯　苓 10g
侧柏炭 15g	苎麻根 10g	莲　须 5g	荷　叶 10g
覆盆子 15g	菟丝子 15g	生甘草 6g	

14 剂。水煎服,日一剂,分温两服。

继续保胎治疗,枸杞子、菟丝子、覆盆子、续断、茯苓、炒白术,益肾健脾安胎为主;侧柏炭、苎麻根、莲须、荷叶,清热固冲为辅;佐之以生甘草清解缓急。

十二诊:2016 年 3 月 26 日。患者孕 8 周,目前基础体温平稳(图 2-10),舌象淡红,脉细滑。

方药:

覆盆子 15g	山　药 10g	白　术 10g	茯　苓 10g
枸杞子 15g	菟丝子 15g	苎麻根 10g	莲子心 3g
椿根皮 5g	莲　须 6g	侧柏炭 15g	地骨皮 10g

14 剂。水煎服,日一剂,分温两服。

继以前法,益肾健脾安胎,清热固冲。服药至孕 10 周,如无异常不适可停药。往产前门诊继续监护。

治疗结果:本案不孕症、子宫内膜异位症术后、闭经,患者于术后 4 个月开始中药治疗,历时 9 个月成功受孕,保胎 2 个月。

柴老师治疗子宫内膜异位症术后,不孕症的治疗思路:①益肾养血,健脾除湿,活血通络,积极助孕。②密切观察子宫内膜异位症病情变化,注意患者症状、基础体温动态、必要时定期监测 CA-125、复查盆腔 B 超;

③怀孕后，早孕期，积极保胎，益肾固冲、清热安胎。

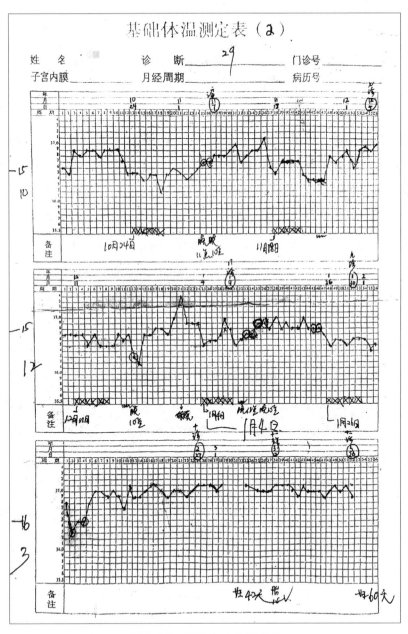

图 2-10　目前基础体温平稳

6. 子宫内膜异位症之痛经、癥瘕案

毛某，女性，25 岁，未婚，未育。初诊日期：2010 年 8 月 30 日。

主诉：经行腹痛进行性加重 2 年余，发现盆腔包块 2 月余。

现病史：患者 2 年前无明显诱因出现经行腹痛，初期疼痛可忍，稍事休息症状可以缓解，能坚持日常工作，近 1 年来痛经症状呈进行性加重，经常需服止痛药方可坚持工作。近两三个月以来痛经症状加剧，经期连续 3 天卧床，腹胀、腹痛、腹泻，恶心呕吐，食入即吐，口服止痛药无效，月经量多、色红有块，经后左下腹持续绞痛，无法坚持工作。患者及家属辗转数家医院，先后多次 B 超检查，均提示盆腔包块（巧克力囊肿可能性大），建议患者手术。患者及家属前来就诊，寻求中医中药保守治疗。

刻下症：末次月经 2010 年 8 月 9 日至 16 日，经后淋沥出血 5 天。面色黯黄，少气懒言，左下腹绞痛，肛门坠痛，腹胀腹泻，恶心纳差，口干渴夜甚，大便黏腻不爽。舌肥红，苔腻不匀，脉细弦。

经孕胎产史：13 $\frac{7}{28}$ 天，月经量多。未婚，否认性生活史。

辅助检查：2010 年 6 月 5 日北京市隆福医院 B 超（图 2-11）：子宫后倾位，大小约 5.5cm×5.7cm×4.9cm，肌层回声尚均匀。内膜厚 1.8cm，回声尚均匀。宫颈见约 1.2cm×0.9cm 无回声，边界尚清。左侧附件区见大小约 9.8cm×4.7cm 无回声区，边界尚清，见多数分隔，部分无回声区内呈细点样回声，部分透声好。右侧附件区见大小约 5.8cm×3.2cm 无回声区，边界尚清，其内内呈细点样回声。盆腔未见明显游离液性暗区。超声提示：双附件区囊肿，巧囊不除外；宫颈囊肿。

北京市隆福医院
超声检查报告单

检查时间：2010年06月05日

| 姓名 | | 性别 女 | 年龄 25 | 科别 妇产 | 床号 | 住院号 94660 |

| 检查部位：子宫附件 | | 图像质量 乙 | 仪器型号：LOGIQ 7 |

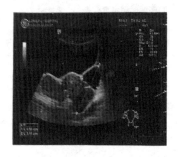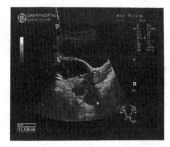

检查所见

　　子宫后倾位，大小约5.5×5.7×4.9cm，肌层回声尚均匀。内膜厚约1.8cm，回声尚均匀。宫颈见约1.2*0.9cm无回声，边界尚清。

　　左侧附件区见大小约9.8×4.7cm无回声区，边界尚清，见多数分隔，部分无回声内呈细点样回声，部分透声好。

　　右侧附件区见大小约5.8×3.2cm无回声区，边界尚清，其内呈细点样回声。

　　盆腔未见明显游离液性暗区。

检查结论

　　双附件区囊肿，巧囊不除外
　　宫颈囊肿

图 2-11　2010 年 6 月 5 日北京市隆福医院 B 超

2010 年 6 月 7 日首都医科大学北京妇产医院检查（图 2-12）：癌胚抗原（CEA）0ng/mL（参考值 0 ～ 5ng/mL），血清 CA-125 90.40U/mL（参考值 0 ～ 35U/mL），血清 CA-199 35.39U/mL（参考值 0 ～ 38U/mL）。

图 2-12　2010 年 6 月 7 日首都医科大学北京妇产医院检查

2010 年 6 月 10 日首都医科大学北京妇产医院 B 超（图 2-13）：子宫后位，子宫体大小 6.1cm×5.8cm×4.5cm，肌层回声不均，点状回声增多，宫腔居中，内膜厚 1.6cm，回声不均，强弱不等。左侧卵巢长径 3.4cm 内见散在点状低回声，其上方可见一周界清楚壁厚毛糙的偏囊性肿物，大小 4.5cm×6.8cm×2.9cm，其内可见细线隔样回声。CDFI：周边及内部未见明显血流信号。右附件区可见一周界尚清壁厚毛糙的非纯囊性肿物，大小 5.4cm×5.9cm×3.6cm，其内偏左下极可见部分卵巢组织，余为散在中低回声，其内未见异常血流信号，肿物与子宫紧贴有粘连。

超声提示：子宫肌腺症；子宫内膜非均质增厚（息肉不除外）；左附件囊肿（①系膜囊肿？②输卵管积水？）；右卵巢非纯囊性肿物（巧囊可能性大）。

首都医科大学北京妇产医院东院

妇科超声诊断报告单

超声号 100607193　　　　　　　　　　　　序号 20100610-P92

姓　名　　性别 女　年龄 25 岁　科别 妇科　　门诊号 101001000051
住院号　　　床位　　　临床诊断
检查项目 妇科经腹超声[需憋尿]　　　　　　申请医师

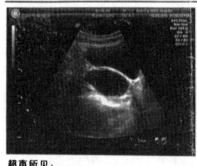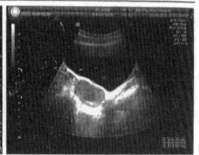

超声所见：

　　子宫后位，子宫体大小：6.1*2.8*4.5cm，肌层回声不均，点状回声增多，宫腔居中，内膜厚1.6cm，回声不均，强弱不等。

　　左侧卵巢长径：3.4cm，内见散在点状低回声，其上方可见一周界清楚壁厚毛糙的偏囊性肿物，大小4.5*6.8*2.9cm，其内可见细线隔样回声，CDFI：周边及内部未见明显血流信号。

　　右附件区可见一周界尚清壁厚毛糙的非纯囊性肿物，大小5.4*5.9*3.6cm，其内偏左下极可见部分卵巢组织，余为散在中低回声，其内未见异常血流信号，肿物与子宫紧贴似有粘连。

超声提示： 子宫肌腺症
　　　　　　子宫内膜非均质增厚（息肉不除外）
　　　　　　左附件囊肿（1、系膜囊肿？ 2、输卵管积水？）
　　　　　　右卵巢非纯囊性肿物（巧囊可能性大）

备注：

录入员 段秀会　诊断医师：马玉庆　　签名：　　　时间 2010-6-10 13:43

*此报告仅供临床参考

超声医学影像工作站 V730EB

图 2-13　2010 年 6 月 10 日首都医科大学北京妇产医院 B 超检查

2010年6月11日北京协和医院B超检查（图2-14）：子宫后位，大小6.6cm×5.5cm×5.3cm，内膜0.24cm，其内可见直径1.9cm中等回声，内可见部分低回声，CDFI（－），肌层回声尚均；左附件区可见直径4.4cm无回声团及直径2.4cm的2个低回声团，CDFI（－）；右卵巢5.8cm×4.5cm，上可见4.5cm×4.4cm×4.0cm低回声团块。

超声提示：子宫内膜增厚；宫腔典型占位（内膜息肉或黏膜下肌瘤）；双附件囊性占位（卵巢囊肿＋巧囊？）。

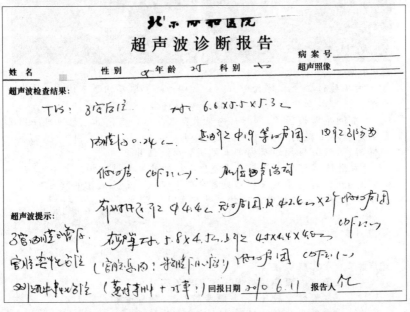

图2-14　2010年6月11日北京协和医院B超检查

2010年8月20日首都医科大学北京妇产医院B超检查（图2-15）：子宫后位，子宫体大小5.7cm×5.1cm×5.0cm，肌层回声均质，宫腔居中，内膜厚1.6cm，回声不均。右侧卵巢长径5.0cm，内见一囊腔，大小约4.4cm×3.7cm×3.2cm。左附件区可见一偏囊性回声大小约6.5cm×4.6cm×4.4cm，形态欠规则，内见分隔，部分囊内见密集点状回声，大部分囊内透声好，其内下方见卵巢样回声长径约 3.5cm。CDFI 未见异常血流信号。

　　超声提示：右卵巢囊肿（巧囊？），左卵巢偏囊性肿物（炎性？）。

首都医科大学北京妇产医院东院

超声号 100607193　　　　**妇科超声诊断报告单**　　　序号 20100820-P91

姓　名	生别 女　年龄 25 岁 科别 妇科	门诊号 101001000051
住院号	床位　　　临床诊断	
检查项目 妇科经腹超声[需憋尿]		申请医师

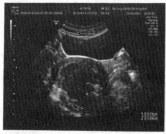
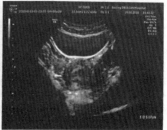

超声所见：

　　子宫后位，子宫体大小：5.7*5.1*5.0cm，肌层回声均质，宫腔居中，内膜厚1.6cm，回声不均。

　　右侧卵巢长径：5.0cm，内见一囊腔大小约4.4*3.7*3.2cm。

　　左附件区可见一偏囊性回声大小约6.5*4.6*4.4cm，形态欠规则，内见分隔，部分囊内见密集点状回声，大部分囊内透声好，其内下方见卵巢样回声长径约3.5cm。

　　CDFI未见异常血流信号。

超声提示：　右卵巢囊肿（巧囊？）
　　　　　　　左附件区偏囊性肿物（炎性？）

备注：

录入员 李金霞　诊断医师：梁娜　　　签名：　　　时间 2010-8-20 14:58

图 2-15　2010 年 8 月 20 日首都医科大学北京妇产医院 B 超检查

2010年8月16日首都医科大学北京妇产医院检查（图2–16）：血清CA–125 102.10U/mL（参考值0～35U/mL）。

核收日期:2010-08-17 07:18　　　　血清CA125测定(进口试剂)
打印日期:2010-08-20

北京市医疗机构临床检验结果报告单

北京妇产医院　　内分泌实验室　　检验编号：1594898　　流水号：4

姓　名：	登记号：00957878	科　　室：中医东门诊	采样日期：2010-08-16　年龄：25岁
性　别：女	病　区：	申请医师：何军琴	采样时间：14:40　初步诊断：
出生日期：	床　号：	申请日期：	标本种类：血清

检验项目	英文对照	结果	单位	参考值
血清CA125测定(进口试剂)	CA125	102.10 H	U/ml	0.00-35.00

图2–16　2010年8月16日首都医科大学北京妇产医院检查

病情分析：患者痛经2年，进行性加重，近2个月病情尤为严重，经期卧床3天，腹胀、腹痛、腹泻，恶心呕吐，食入即吐，口服止痛药仍不能缓解，无法正常生活，目前发展到月经间期左下腹绞痛无法坚持工作。结合多家医院超声检查和CA–125检测，可以临床诊断为子宫内膜异位症，同时不除外盆腔炎性包块（输卵管积水）以及子宫内膜病变（息肉？）。同意各家医院处理意见，建议入院行宫腔镜+腹腔镜手术，明确诊断，积极治疗。但患者及家属表示患者本人未婚，无性生活史，坚决要求中医中药保守治疗。通过与患者及家属沟通，交代病情，目前腹痛呈持续状态，不能除外巧囊有区域性破裂的可能，以及同时存在盆腔炎症。但也考虑患者未婚、无性生活史，手术对盆腔等生理结构的破坏，术后存在盆腔粘连、巧囊复发等问题，同意患者及家属要求予以中医中药治疗，密切观察病情变化。

患者行经腹痛进行性加重，超声检查提示盆腔包块，证属中医学“痛经”“癥瘕”范畴。

中医诊断：痛经，癥瘕。

西医诊断：盆腔包块，子宫内膜异位症。

诊疗思路：患者病程2年余，痛经进行性加重，尤其近2个月病情尤为严重，表现为本虚而标实，结合患者目前症状及舌脉情况，辨证为气虚血瘀之证，现痛证明显急待解决，"急则治其标"，缓急止痛为首要。审证求因，造成痛证的病因为湿热毒邪侵袭冲任血海，与血搏结，瘀阻胞宫胞脉，"不通则痛"。

辨证：气虚血瘀，胞脉阻滞。

治法：扶正祛邪，散结止痛。

方药：

太子参 12g　　三七粉 3g^{（冲服）}　生牡蛎 20g　　夏枯草 12g

连　翘 12g　　川贝母 6g　　青　蒿 6g　　薏苡仁 20g

陈　皮 10g　　炒白术 10g　　茯　苓 12g　　益母草 10g

7 剂。水煎服，日一剂，分温两服。

方解：①益气化瘀：太子参、三七面；②清热解毒：青蒿、连翘、夏枯草；③消癥散结：连翘、生牡蛎、川贝；④除湿行滞：茯苓、陈皮、白术、炒薏苡仁；⑤益母草活血化瘀引诸药入血海胞宫胞脉。

柴老师云："考虑患者目前不除外巧囊部分破裂之可能，或巧囊潜在破裂之危险，此时如用大量峻猛、活血化瘀之品，有可能导致病情加重，无法挽回。"

二诊：2010 年 9 月 6 日。9 月 4 日月经来潮，9 月 5 日月经偏多，伴腹痛、腹胀、腹泻，恶心，呕吐 1 次，服止痛片 3 次，今日自行来诊，诉诸症较前减轻，经量已较前减少。舌暗红，苔白干，脉弦细而数。

方药：

太子参 12g　　三七粉 3g^{（冲服）}　白　芍 20g　　生甘草 6g

百　合 15g　　陈　皮 6g　　生白术 6g　　茯　苓 15g

炒薏苡仁 30g　　荷　叶 12g　　益母草 10g

7 剂。水煎服，日一剂，分温两服。

患者正值经期，诸症较前明显减轻，可以自行前来就诊，前方加减，去生牡蛎、夏枯草、连翘、青蒿，加芍药、甘草、百合，增强缓急止痛之功效。

三诊：2010 月 9 月 13 日。患者末次月经 9 月 4 日至 10 日，卧床 1 天，服止痛药 3 次，痛经诸症较前减轻约五成，月经量减少三成，仍感腹胀，肛门坠痛，便稀黏腻。舌红，苔剥，脉细滑。

2010 年 9 月 13 日北京中医医院超声检查（图 2-17）：子宫大小约 6.6cm×4.7cm×4.2cm，宫内回声均匀，内膜厚 0.8cm（单层）。子宫右侧附件可见 4.8cm×3.8cm 无回声区，边界清，壁厚，内充满点状强回声。子宫左侧附件可见 4.5cm×3.3cm 无回声区，边界清。

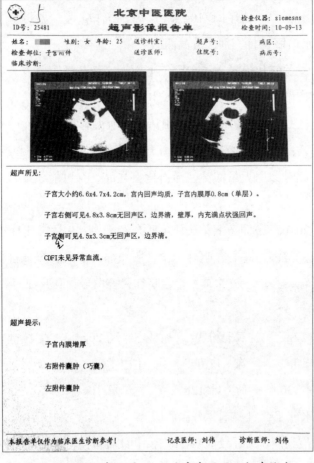

图 2-17　2010 年 9 月 13 日北京中医医院超声检查

超声提示：子宫内膜增厚，右附件囊肿（巧囊），左附件囊肿。

方药：

生牡蛎 20g	连　翘 12g	白头翁 12g	太子参 15g
薏苡仁 30g	炒白术 10g	陈　皮 10g	夏枯草 12g
大腹皮 12g	橘　核 12g		

7 剂。水煎服，日一剂，分温两服。

柴老师云："患者病情减轻，病势略得到控制，超声检查盆腔情况平稳，可以继续目前治疗。嘱患者忌辛辣刺激燥热之品。"

四诊：2010 年 9 月 20 日。患者末次月经 9 月 4 日至 10 日，9 月 15 日至 16 日阴道见少量出血，色暗红，伴腹坠痛，肛门坠痛。舌暗红，苔腻，脉细弦滑。

方药：

生牡蛎 20g	连　翘 12g	白头翁 12g	太子参 15g
薏苡仁 30g	炒白术 10g	陈　皮 10g	夏枯草 12g
大腹皮 12g	茯　苓 15g	川　贝 3g	三七面 3g（分冲）
赤　芍 12g	甘　草 6g		

7 剂。水煎服，日一剂，分温两服。

患者经间期出血，伴腹痛、肛门坠痛，考虑为氤氲期湿热毒邪与血搏结于冲任血海，迫血妄行，继以前法。

五诊：2010 年 9 月 27 日。患者末次月经 9 月 4 日至 10 日，现患者左下腹隐痛，带下量多、色黄、有味，大便黏腻不爽。舌暗红，苔腻，脉细滑。

方药：

益母草 12g	连　翘 12g	白头翁 12g	太子参 15g
薏苡仁 30g	炒白术 10g	陈　皮 10g	夏枯草 12g
大腹皮 12g	茯　苓 15g	川　贝 3g	川草薢 12g

三七面 3g^{（经期分冲）}

7 剂。水煎服，日一剂，分温两服。

柴老师云："现阶段病情平稳，值月经前期，宜通利走下，疏导湿毒。嘱经期停服汤药，单服三七面即可。"

六诊：2010 年 10 月 11 日。末次月经 9 月 30 日至 10 月 6 日，经量中等，痛经 3 天可忍，未服止痛药，恶心未吐，腹泻减轻，精神及面色好转。舌淡红，苔花剥，脉细滑。

2010 年 10 月 11 日北京中医医院超声检查（图 2-18）：子宫大小约 5.2cm×5.4cm×4.8cm，宫内回声均质，子宫内膜厚 0.45cm（单层）。子宫颈肌壁间可见直径 0.8cm 无回声区。子宫右侧可见 5.3cm×3.9cm 液性暗区，其内充满点状回声。子宫左侧可见 6cm×3.5cm 无回声区，边界清。CDFI 未见异常血流。

超声提示：双附件区囊性包块（右侧巧克力囊肿），子宫颈囊肿。

方药：

太子参 15g	茯　苓 15g	陈　皮 10g	白　术 10g
生牡蛎 15g	益母草 10g	茜　草 10g	夏枯草 12g
川　贝 6g	鳖　甲 10g	青　蒿 6g	甘　草 6g

7 剂。水煎服，日一剂，分温两服。

柴老师云："经过 1 个月治疗，诸症明显缓解，说明病势得到有效控制，治疗有效，但超声提示盆腔包块并未缩小，因此用药不宜过力，稳中求进，此时暂时不宜灌肠治疗，仍以扶正行滞、化瘀散结为治疗大法。"

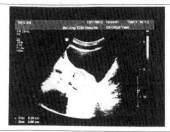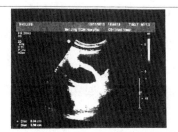

北京中医医院
超声影像报告单

检查仪器: siemesns
检查时间: 10-10-11

ID号: 26565

姓名: 　　　性别: 女 年龄: 25 送诊科室: 妇科门诊 超声号: 　　　病区:

检查部位: 子宫附件 　　　送诊医师: 　　　住院号: 　　　病历号:

临床诊断:

超声所见:

子宫大小约5.2x5.4x4.8cm，宫内回声均质，子宫内膜厚0.45cm（单层）。

子宫颈肌壁间可见直径0.8cm无回声区。

子宫右侧可见5.3x3.9cm液性暗区，其内充满点状回声。

子宫左侧可见6x3.5cm无回声区，边界清。

CDFI未见异常血流。

超声提示:

双附件区囊性包块，（右侧巧克力囊肿）
子宫颈囊肿

本报告单仅作为临床医生诊断参考！　　　记录医师: 彭欣　　　诊断医师: 彭欣

图 2-18　2010 年 10 月 11 日北京中医医院超声检查

七诊：2010 年 11 月 29 日。依前法治疗月余，末次月经 11 月 21 日至 28 日，痛经 3 天，未服用止痛药可以坚持工作，纳差未吐，无腹泻，经量偏多。舌暗，苔白，脉细滑。

2010 年 11 月 29 日北京中医医院超声检查（图 2-19）：子宫大小约 5.8cm×5.6cm×4.3cm，宫内回声均质，子宫内膜厚 0.32cm（单层）。子宫右附件区可见 4.4cm×2.9cm 囊性无回声区，内部充满中等点状回声。子宫左附件区可见 4.4cm×2.7cm 的无回声区，透声好。宫后偏左见 5.2cm×2.7cm 的无回声区，内部充满点状回声及分隔。CDFI 未见异常血流。

超声提示：双附件囊肿（右侧巧囊可能），宫后方囊肿（巧囊可能）。

方药：

太子参 12g	生黄芪 12g	益母草 12g	夏枯草 12g
公 英 12g	连 翘 12g	橘 核 12g	橘 络 6g
瞿 麦 6g	川萆薢 6g		

7 剂。水煎服，日一剂，分温两服。

北京中医医院
超声影像报告单

ID号：28966

检查仪器：siemesns
检查时间：10-11-29

姓名：____ 性别：女 年龄：25 送诊科室：妇科门诊 超声号：　　病区：

检查部位：子宫附件　　送诊医师：　　住院号：　　病历号：

临床诊断：

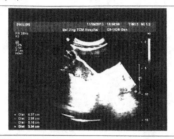 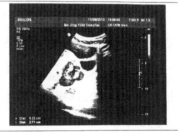

超声所见：

子宫大小约5.8x5.6x4.3cm，宫内回声均质，子宫内膜厚0.32cm（单层）。

右附件区可见4.4x2.9cm的囊性无回声，内部充满中等点状回声。

左附件区可见4.4x2.7cm的无回声，透声好。

宫后偏左见5.2x2.7cm的无回声，内部充满点状弱回声及分隔。

CDFI未见异常血流。

超声提示：

双附件囊肿（右侧巧囊可能）
宫后方囊肿（巧囊可能）

本报告单仅作为临床医生诊断参考！　　记录医师：储开昀　　诊断医师：储开昀

图 2-19　2010 年 11 月 29 日北京中医医院超声检查

八诊：2010 年 12 月 27 日。依前法治疗 1 个月，患者精神及面色明显好转，末次月经 12 月 19 日至 26 日，月经量偏多，腹痛可忍、恶心、呕吐诸症未作。舌淡暗，脉细滑。

2010 年 12 月 27 日北京中医医院超声检查（图 2-20）：子宫大小约 5.3cm×5.0cm×3.8cm，宫内回声均质，子宫内膜厚 0.6cm（单层）。右卵巢内可见 3.7cm×3.0cm 无回声区，内充满点状回声；左卵巢内可见 3.2cm×2.4cm 无回声区，透声好，未及血流。

超声提示：子宫内膜厚，双附件囊肿。

方药：

太子参 15g	生黄芪 6g	茵　陈 15g	青　蒿 6g
生牡蛎 15g	冬瓜皮 20g	冬瓜子 12g	桃　仁 12g
夏枯草 12g	川贝母 6g	萹　蓄 12g	益母草 10g
薏苡仁 15g	橘　核 10g		

7 剂。水煎服，日一剂，分温两服。

经过 3 个月中药治疗，患者痛经诸症消失，经间出血及腹痛症状消失，精神及面色明显好转，超声提示盆腔包块较前缩小，疗效显著。

柴老师云："子宫内膜异位症采取保守的治疗方法，尤其是中药保守治疗的优势在于，在不破坏盆腔器官生理结构的同时，依然维护卵巢子宫的生理功能，对于低龄未婚以及已婚未孕者十分重要。"

北京中医医院
超声影像报告单

ID号：30367

检查仪器：siemesns
检查时间：10-12-27

姓名：　　　性别：女　年龄：25　送诊科室：妇科门诊　超声号：　　　病区：

检查部位：子宫附件　　送诊医师：　　　住院号：　　　病历号：

临床诊断：

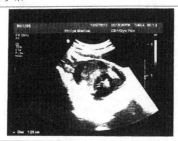 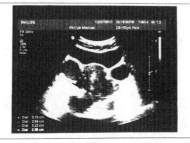

超声所见：

　　子宫大小约5.3x5.0x3.8cm，宫内回声均质，子宫内膜厚0.6cm（单层），回声欠均。

　　右卵巢内可见3.7x3.0cm无回声区，内充满点状回声；左卵巢内可见3.2x2.4cm无回声区，透声好，未及血流。

超声提示：

　　子宫内膜厚
　　双附件囊肿

本报告单仅作为临床医生诊断参考！　　　记录医师：鲍朝辉　　　诊断医师：鲍朝辉

图 2-20　2010 年 12 月 27 日北京中医医院超声检查

九诊：2011 年 1 月 26 日。依前法继续治疗 1 个月，末次月经 2011 年 1 月 14 日至 21 日，诉月经第 3 天左下腹隐痛，经量偏多。纳可，大便黏腻。舌淡暗，苔白腻，脉细滑。

2011 年 1 月 21 日北京中医医院医院血清 CA-125 76.90U/mL（参考值 0 ～ 35U/mL）（图 2-21）。

北京市医疗机构临床检验结果报告单					
首都医科大学附属北京中医医院　核医学			电话：010-52176619		检验编号：1330553
姓　名：	登记号：00993442 科　别：妇科门诊	年　龄：25岁		流 水 号：28	
性　别：女　　专区：	申请医师：濮凌云	采集时间：1-20 10:45 初步诊断：痛经			
出生日期：1985-01-26床　号：	申请时间：1-19 11:23 病 案 号：		标本：无抗凝剂静脉血3		
备注：					
检验项目	英文对照	结果	单位	参考值	
1 糖类抗原125	CA-125	76.90 ↑	U/mL	0.00-35.00	
接收者：勾文杰　接收时间：2011-01-21 10:15 检验者：勾文杰　审核者：勾文杰　审核时间：2011-01-21 11:54					

图 2-21　2011 年 1 月 21 日北京中医医院医院血清 CA-125 测定

2011 年 1 月 20 日北京中医医院超声检查（图 2-22）：子宫大小约 5.7cm×5.4cm×4.3cm，回声均质，内膜厚 0.5cm（单层）。右卵巢内可见直径 3.6cm 无回声区，内充满点状回声；左卵巢内可见直径 3.1cm 无回声区，透声好。

超声提示：双侧卵巢囊性包块。

方药：

太子参 15g	生黄芪 6g	茵　陈 15g	青　蒿 6g
生牡蛎 15g	冬瓜皮 20g	冬瓜子 12g	桃　仁 12g
夏枯草 12g	川贝母 6g	萹　蓄 12g	益母草 10g
枳　壳 12g	大腹皮 12g	陈　皮 6g	炒白术 6g

7 剂。水煎服，日一剂，分温两服。

首都医科大学附属北京中医医院
超声影像报告单

姓名： 性别：女 年龄：26岁 住院号：

送检科室：FKMZ-妇科门诊 检查仪器：iu22 登记号：0099

临床诊断：1:痛经病 检查项目：子宫附件盆腔B超

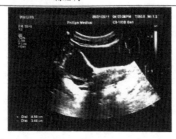 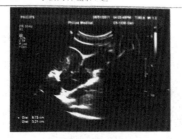

超声所见：

子宫后位，大小约5.6x4.8x4.5cm，回声均质，内膜厚0.56cm（单层）、宫颈

肌壁间可见多个无回声区，最大直径0.9cm；

子宫右侧可见4.6x3.5cm无回声区，壁厚，内充满点状强回声，边界清。

子宫左后方可见8.7x3.3cm无回声区，内有分隔，边界欠规则。

CDFI:未及异常血流。

超声提示：

右附件区囊肿（巧囊可能性大）

左附件区多房性囊肿（性质待定）

记录医师：李屏 诊断医师：李屏 报告日期：2011-05-31

*此报告仅供临床医生参考！

图2-22 2011年1月20日北京中医医院超声检查

十诊：2011年2月16日。末次月经2011年2月9日至15日，月经量多，经行第4天，服药后自觉胃脘不适，头晕，恶心未吐。舌暗，苔腻，脉细滑。

2011年2月15日北京中医医院超声检查（图2-23）：子宫大小约6.3cm×4.5cm×3.6cm，回声均质，内膜厚0.45cm（单层）。子宫右侧可见3.7cm×2.9cm无回声区，内充满点状回声，边界清；子宫左侧可见3.1cm×2.5cm无回声区，边界清。

超声提示：双附件囊肿。

患者口服中药治疗近半年，子宫内膜异位病灶逐渐缩小，但也仅仅控制了病情，病灶依然存在，口服汤药配合灌肠治疗，口服汤药益气健脾，扶正祛邪；中药灌肠清热解毒，化瘀行滞，缓解胃脘不适症状。

口服方药：

太子参12g	生牡蛎15g	荷　叶12g	茯　苓12g
陈　皮12g	姜半夏6g	生甘草6g	浙　贝12g
夏枯草12g	益母草12g		

7剂。水煎服，日一剂，分温两服。

医嘱：月经第5天开始服药。

灌肠方药：

青　蒿12g	鳖　甲10g	公　英12g	连　翘12g
川　芎5g	柴　胡5g	丝瓜络10g	炮　姜3g
三七面3g			

10剂。水煎100mL，50mL，每日1次，保留灌肠。经期停用。

首都医科大学附属北京中医医院

超声影像报告单

姓名: 　　　　　　性别: 女　　　年龄: 26岁　　　住院号:

送检科室: FKMZ-妇科门诊　　检查仪器: iu22　　　登记号: 00993442

临床诊断: 1:痛经　　　　　　　　　　　检查项目: 子宫附件盆腔B超

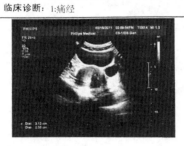 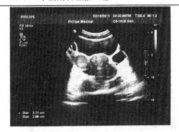

超声所见:

　　子宫大小约6.3x4.5x3.6cm，回声均质，内膜厚0.45cm（单层）；

　　　　　　　＜6.6
　　子宫右侧可见3.7x2.9cm无回声区，内充满点状回声，边界清。

　　　　　　　＜5.6
　　子宫左侧可见3.1x2.5无回声区，边界清。

　　CDFI:未及异常血流。

超声提示:

　　双附件囊肿

记录医师: 郭智勇　　诊断医师: 郭智勇　　　　　报告日期: 2011-02-15

*此报告仅供临床医生参考!

图 2-23　2011 年 2 月 15 日北京中医医院超声检查

十一诊：2011 年 4 月 13 日。依前法，口服中药、中药灌肠，交替用药 2 个月，前次月经 2011 年 3 月 7 日，末次月经 2011 年 4 月 1 日，痛经诸症未作。纳可，便调。舌暗，苔腻，脉细滑。

2011 年 4 月 8 日北京中医医院血清 CA-125 61.70U/mL（参考值 0～35U/mL）（图 2-24）。

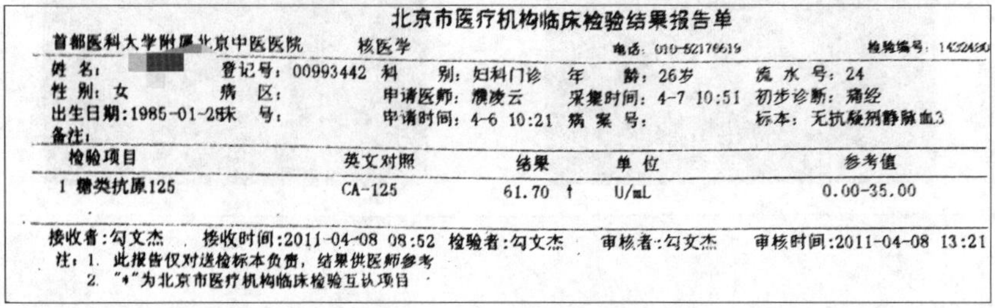

图 2-24　2011 年 4 月 8 日北京中医医院医院血清 CA-125 测定

灌肠方药：

青　蒿 12g	鳖　甲 10g	公　英 12g	连　翘 12g
川　芎 5g	柴　胡 5g	丝瓜络 10g	炮　姜 3g
三七面 3g			

20 剂。水煎 100mL，50mL，每日一次保留灌肠。经期停用。

十二诊：2011 年 8 月 15 日。患者依前法坚持治疗 1 年，每月经后复查 B 超 1 次，病灶无明显变化，月经 $\frac{5\sim6}{25}$ 天，经量偏多，痛经症状偶有发生，但症状轻微，不用服止痛药，亦不影响工作和日常生活。末次月经 2011 年 8 月 4 日。舌暗，苔白，脉细滑。

2011 年 8 月 11 日北京中医院超声检查（图 2-25）：子宫后位，大小约 5.6cm×5.4cm×4.8cm，回声均质，内膜厚 0.4cm（单层）；右附件区可见 4.4cm×3.2cm 无回声区，内见点状回声；左附件区可见 3 个囊性无回声区，最大 2.5cm×2.1cm，内见点状回声，三者联系紧密。CDFI：未见异常血流。

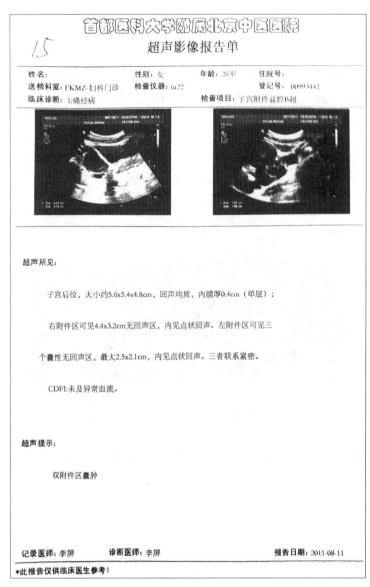

图 2-25　2011 年 8 月 11 日北京中医医院超声检查

超声提示：双附件区囊肿。

患者于 2011 年 9 月赴美国留学，无法继续中药汤剂治疗，将 2 月 16 日口服方制作成中药水丸继续服用。

2011年9月至2014年1月治疗概述：2011年9、10、11月赴美国，服中药水丸＋避孕药（妈富隆）；2011年12月、2012年1月回国，服中药汤剂2个月，复查B超、CA-125。2011年12月31日北京妇产医院查：血清CA-125 49.70U/mL（参考值0～35U/mL）。

2012年1月10日北京妇产医院超声检查（图2-26）：

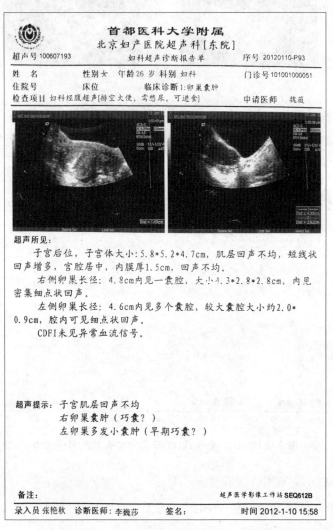

图2-26 2012年1月10日北京妇产医院超声检查

2012年2月、3月赴美国，中药水丸＋避孕药（妈富隆）；2012年4月回国，服汤药1个月。

2012年4月20日北京中医医院超声检查（图2-27）：右附件可见2.6cm×2.1cm无回声区，内见点状回声；左附件可见3个囊性无回声区，最大2.1cm×1.6cm，内见点状回声，三者联系紧密。

超声提示：双附件区囊肿。

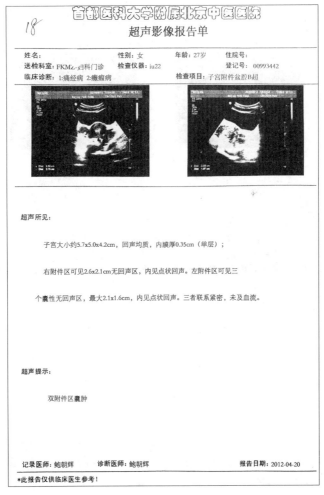

图2-27　2012年4月20日北京中医医院超声检查

2012 年 5、6 月赴美国，服中药水丸 + 避孕药（妈富隆）；2012 年 7、8 月回国，服汤药 2 个月。

2012 年 7 月 13 日北京中医医院超声检查（图 2-28）：子宫大小约 5.5cm×4.5cm×3.3cm，回声均匀，内膜厚 0.45cm。右卵巢内可及约 1.4cm×0.9cm 卵泡回声。左附件未见异常。

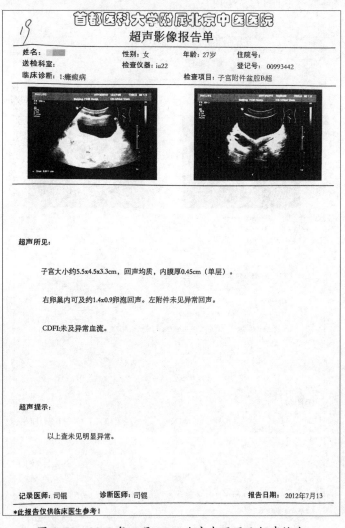

图 2-28   2012 年 7 月 13 日北京中医医院超声检查

2012 年 9 月至 11 月赴美国，中药水丸 + 避孕药（妈富隆）；2012 年 12 月至 2013 年 1 月回国，服汤药。

2012 年 12 月 28 日北京中医医院血清 CA-125 50.90U/mL（参考值 0 ～ 35U/mL）（图 2-29）。

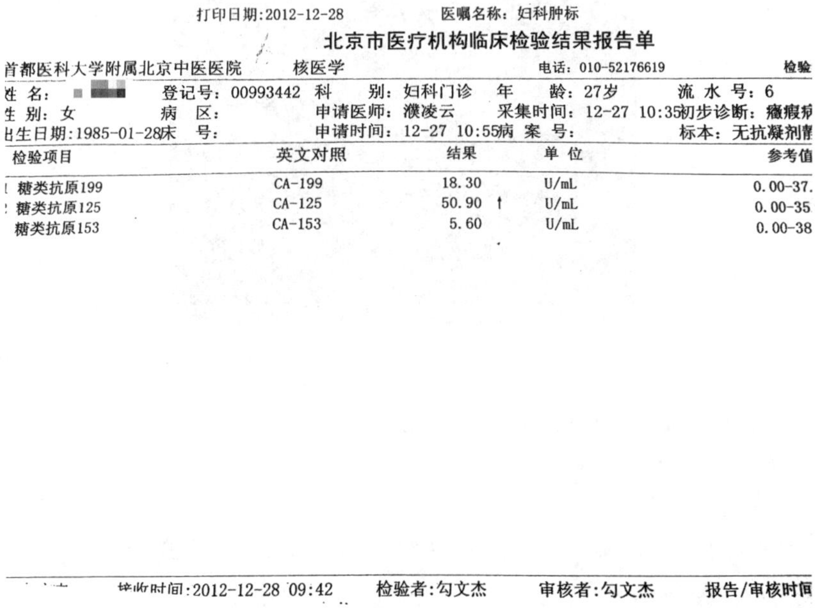

打印日期：2012-12-28　　医嘱名称：妇科肿标

北京市医疗机构临床检验结果报告单

首都医科大学附属北京中医医院　核医学　　　　电话：010-52176619　　检验

姓 名： ■ ■■	登记号：00993442 科 别：妇科门诊	年 龄：27岁		流 水 号：6	
性 别：女 病 区：	申请医师：濮凌云	采集时间：12-27 10:35	初步诊断：癥瘕病		
出生日期：1985-01-28 床 号：	申请时间：12-27 10:55	病 案 号：	标本：无抗凝剂青		

检验项目	英文对照	结果	单 位	参考值
糖类抗原199	CA-199	18.30	U/mL	0.00-37.
糖类抗原125	CA-125	50.90 ↑	U/mL	0.00-35
糖类抗原153	CA-153	5.60	U/mL	0.00-38

接收时间：2012-12-28 09:42　　检验者：勾文杰　　审核者：勾文杰　　报告/审核时间

图 2-29　2012 年 12 月 28 日北京中医医院血清 CA-125 测定

2012 年 12 月 28 日北京中医医院超声检查（图 2-30）：

2013 年 2 月至 6 月赴美国，中药水丸 + 避孕药（妈富隆）；2013 年 7 月至 9 月回国，服汤药 3 个月。

2013 年 7 月 19 日北京妇产医院查：血清 CA-125 21.50U/mL（参考值 0 ～ 35U/mL）。

首都医科大学附属北京中医医院
彩色多普勒超声检查报告单

仪器型号：HD11 XE　　　　　　　　　　　　超声号：1201212280021

姓名：　　　　　　　　性别：女　　　　年龄：27　　岁

病人来源：　　　　　　科室：　　　　　临床诊断：

检查部位：子宫;附件

超声所见：

子宫后位，子宫大小约5x5.5x4.5cm ，回声欠均匀，

后壁可见直径1.3cm低回声区。

内膜线居中，厚0.35cm，回声均匀。

双侧卵巢大小正常，右侧可见约2.7x2.0cm液性暗区，左侧可见2.2x1.5cm液性暗区，

其内均充满点状回声。

CDFI未见明显异常。

超声提示：

子宫肌瘤

双附件区囊性包块（巧囊不除外）

诊断医生：张荣桃　　　　　　　　　　　　诊断时间：2012-12-28

（此影像资料仅供临床医师参考）

图 2-30　2012 年 12 月 28 日北京中医医院超声检查

2013 年 7 月 19 日北京妇产医院超声检查（图 2-31）：

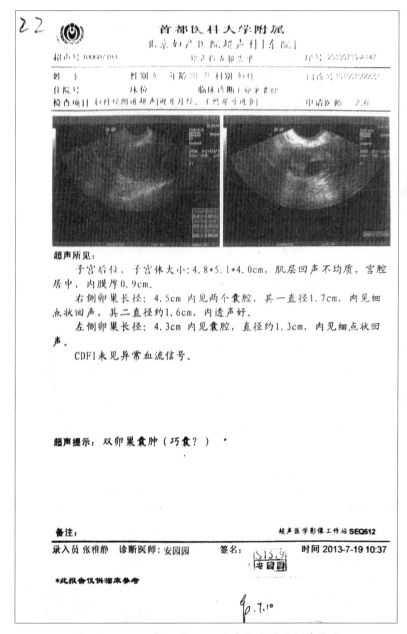

图 2-31　2013 年 7 月 19 日北京妇产医院超声检查

2013 年 10 月至 12 月赴美国，停药；2014 年 1 月回国，复查 B 超、CA–125。

2013 年 12 月 31 日北京中医医院血清 CA–125 42.90U/mL（参考值 0 ～ 35U/mL ）。

2014 年 1 月 3 日北京中医医院超声检查：子宫大小正常，回声均质，内膜厚 1.1cm。右侧卵巢 4.2cm×2.7cm，内见无回声 1.4cm×0.9cm，透声差；左侧卵巢 4.3cm×2.4cm，内见无回声 1.1cm×0.9cm，透声差。盆腔偏右侧见无回声，部分呈管状，内见分隔，厚 1.7 ～ 2.1cm，长径 5.5cm。CDFI 未见异常血流。

超声提示：双侧卵巢囊性回声，透声差（巧囊？），盆腔囊性回声（输卵管积水？盆腔囊肿？）。

2015 年 3 月随访：患者 2014 年 1 月至今月经正常，痛经未作，一直未用药。嘱其定期复查盆腔 B 超及 CA–125。

2017 年 6 月 1 日北京中医医院超声检查（图 2–32）：子宫后位，大小约 5.7cm×4.8cm×4.1cm，肌层回声不均，子宫前壁可见外凸低回声团，大小 1.4cm×1.2cm，边界形态规则，其周边可探及血流信号，内膜厚 1.2cm（双层），回声欠均匀。右侧卵巢内可见 3 ～ 4 个囊性回声 / 切面，最大直径 2.1cm；左侧卵巢内可见 3 ～ 4 个囊性回声 / 切面，最大直径 0.8cm。

超声提示：子宫肌瘤，子宫内膜回声欠均。

治疗结果：本案治疗过程历时 2 年半，后追访 2 年余，这期间有患者与家属的坚持，有医生的努力，有医患之间的相互信任，虽然不能根除病患，但终究达到了较为满意的疗效。回顾其治疗过程确有不少值得总结的经验。

首都医科大学附属北京中医医院
超声影像报告单

姓名：	性别：女	年龄：32岁	住院号：-
送检科室：妇科门诊	检查仪器：HD11		登记号：00993442
临床诊断：1:痛经病		检查项目：经阴道超声	

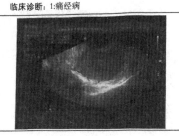 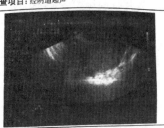

超声所见：

　　子宫后位，大小约5.7x4.8x4.1cm，肌层回声不均匀，子宫前壁可见一外凸低回声团，大小1.4×1.2cm，边界清，形态规则，其周边可探及血流信号，内膜厚1.2cm（双层），回声欠均匀。

　　右侧卵巢内可见3-4个囊性回声/切面，最大直径2.1cm。

　　左侧卵巢内可见3-4个囊性回声/切面，最大直径0.8cm。

超声提示：

　　子宫肌瘤
　　子宫内膜回声欠均

录入者：-	诊断医师：报告医生	报告日期：2017:06月01日 15:10:45

*此报告仅供临床医生参考！

图2-32　2017年6月1日北京中医医院超声检查

①因患者年龄而治：根据患者是青春发育期还是生育期还是近绝经期，是已婚还是未婚，有生育要求还是无生育要求，将其大致分为14～24岁、25～34岁、35～44岁及45岁以上几个年龄段。各个年龄段分别制订不同的治疗方案。

②因患者主诉而治：子宫内膜异位症临床有四大主证：月经失调、痛证、不孕和癥瘕。此患者的痛证和癥瘕是治疗的重点，同时也需顾护其月经周期，保护其生育功能。

③因患者病情而治：此患者病情经历了急症期、稳定期、维持期和观察期，各个时期采取了不同的治疗方案。

④治疗方法的选择：此患者先后采用了口服中药、口服中药＋中药灌肠、中药灌肠、中成药＋避孕药（妈富隆）等治疗方法。

⑤临床各项指标的观察：包括症状观察，了解病情的控制情况；B超检查，判断治疗效果；CA-125测定可以预测病势发展。2017年6月随访本案患者，停药（中药及妈富隆）3年，子宫内膜异位症临床症状消失，B超未提示子宫内膜异位囊肿，可以判定为近期痊愈，但并不能说明患者体内的内异症病灶完全消失，嘱患者定期复查B超及CA-125。

7. 子宫内膜异位症之痛经、不孕症、胎停育案

孙某，女性，32岁，已婚，未育。初诊日期：2013年4月23日。

主诉：痛经8年，不孕2年。

现病史：患者诉8年前因饮食不节，致腹泻数月，体重骤降15kg，继而出现痛经症状，并且逐渐加重，月经量中但经行不畅，每遇经期腹痛难忍，严重影响工作及日常生活，需服用止痛药物。近年来更发展到经间期出现阴道干涩，性交痛。结婚3年，安全期避孕1年，近2年来未避孕未孕。

刻下症：纳食不香，大便不调，时干时稀，睡眠尚可。末次月经2013

年 4 月 18 日。舌肥淡而嫩，内含瘀斑；脉细弦滑。

经孕胎产史：已婚 3 年，G0P0，安全期避孕 1 年，未避孕 2 年未孕。$14\dfrac{7\sim8}{28\sim30}$ 天，量中，痛经 1 ～ 3 天，需服止痛药。

既往病史：无特殊病史及传染病史。无药物过敏史及其他过敏史。

辅助检查：2013 年 2 月 23 日青岛市黄岛区中医医院查女性激素：FSH 7.62mIU/mL，LH 6.52mIU/mL，E_2 < 36.22pg/mL，CA-125 117U/mL（≤ 30U/mL）。

2013 年 2 月 23 日青岛市黄岛区中医医院 B 超提示：双侧卵巢巧囊，直径 1 ～ 2cm。2013 年 4 月 3 日碘油造影：双输卵管伞端粘连，上举。

病情分析：患者主诉痛经、不孕，从患者的病史、临床症状、B 超及 CA-125 等各项检查综合分析判断，证属中医学"痛经""不孕症"范畴；初步诊断为子宫内膜异位症及原发不孕症。

中医诊断：痛经，不孕症。

西医诊断：子宫内膜异位症，不孕症。

诊疗思路：患者从发病至今有 8 年痛经病史，且临床症状呈进行性加重趋势，CA-125 指标 117U/mL，说明子宫内膜异位症病情活跃不断加重；子宫输卵管碘油造影显示双侧输卵管伞端粘连、上举；患者不避孕 2 年未孕，说明患者在受孕方面困难重重。面对如此棘手的病情，从何入手？顺着"审证求因"的思路，柴老师指出患者 8 年前因饮食不节至腹泻数月，体重骤降 15kg，此非一般肠炎泄泻，应为较强之湿热毒邪，此邪毒为虐数月致患者腹泻不止，元气大伤，邪毒乘虚而入，进入下焦冲任血海，瘀阻胞宫、胞脉、胞络，引发"痛经"。随着病程迁延，病情不断加重，湿热毒邪与血搏结于胞宫、胞脉、胞络，结聚而成"癥瘕"。临床 B 超提示：双侧巧囊；碘油造影：输卵管伞端粘连，继而导致"不孕"。病程迁延 8 年之久，肾虚血亏见阴道干涩；舌淡嫩为气阴两虚之象，内含瘀斑提示体内瘀滞癥瘕形成；脉细弦亦为本虚标实之象。透过复杂的病情抓住致病的根本，柴老师首诊以祛邪通络化瘀散结为主，辅之以扶脾益肾。

辨证：邪伏冲任，瘀阻胞脉，脾肾虚损。

治法：祛邪通络，化瘀散结，兼扶脾益肾。

方药：

车前子 10g	川楝子 6g	佩　兰 3g	荷　叶 10g
砂　仁 5g	杜　仲 10g	瞿　麦 6g	桔　梗 10g
炒蒲黄 10g	夏枯草 10g	茵　陈 10g	鱼腥草 10g

三七粉 3g^{（冲服）}

20 剂。水煎服，每日 2 次。

医嘱：暂避孕，禁辛辣刺激饮食，测 BBT。

方解：鱼腥草、瞿麦、茵陈、夏枯草，清热解毒、除湿行滞；川楝子、桔梗、车前子，通络；三七面、炒蒲黄，化瘀散结；佩兰、荷叶、砂仁，扶脾化浊为辅；佐之以杜仲益肾，为下一步不孕症的治疗做准备。

二诊：2013 年 5 月 14 日。末次月经 2013 年 4 月 18 日，现 BBT 上升 8 天。舌肥嫩暗红，脉细弦滑。

方药：

阿胶珠 12g	茜草炭 12g	生牡蛎 20g	川　断 15g
川　芎 5g	百　合 12g	白　术 10g	月季花 6g
绿萼梅 6g	川楝子 6g	茵　陈 12g	薏米仁 20g

菟丝子 20g

20 剂。水煎服，每日两次。

医嘱：三七粉 1.5g 冲服，日 2 次，见月经开始服用，5～7 天。

汤剂月经第 5 天开始服用。

患者 BBT 上升 8 天，提示患者排卵及月经周期正常，此时停药观察。柴老师临证时经常告诫我们，对于正常的月经周期要维护，不能干扰；对于正常排卵要保护，不能破坏。柴老师云："子宫内膜异位症之不孕症的治疗，注意维护其血海之稳定性更有利于受孕。"

三七粉 1.5g 冲服，日 2 次，见月经开始服用。此时患者未怀孕，新的月经周期开始，这是治疗子宫内膜异位症的最好时机，可以充分发挥三七粉活血、化瘀、消肿、止痛之功效。汤剂 20 剂，在月经第 5 天开始服用，活血益肾化瘀行滞，扶正祛邪并举。

三诊： 2013 年 6 月 18 日。前次月经 2013 年 5 月 18 日，量中，行经 6 天，痛经明显减轻，未服止痛药也能坚持工作及日常生活；阴道干涩症状缓解，性交痛明显减轻，生活质量提高，心情舒畅。末次月经 2013 年 6 月 17 日，现月经第 2 天，痛经未作。6 月基础体温形态与 5 月份基础体温对比，有明显改善。舌肥暗，脉细滑。

方药：

生牡蛎 15g	茜草炭 12g	月季花 6g	茵 陈 12g
鱼腥草 15g	桃 仁 10g	车前子 10g	夏枯草 12g
扁 豆 10g	莱菔子 12g	荷 叶 10g	佩 兰 3g
川 芎 5g	杜 仲 10g	益母草 10g	

20 剂。水煎服，每日 2 次。

医嘱：三七粉 1.5g 冲服，日 2 次，见月经开始服用，5～7 天；汤剂月经第 5 天开始服，水煎服，每日 2 次。

患者痛经及性交痛症状明显缓解，BBT 提示卵巢功能日趋好转，治疗仍维持扶正祛邪，但用药时扶正侧重于健脾益肾。

四诊： 2013 年 7 月 23 日。末次月经 2013 年 6 月 17 日，服前方 20 剂，从 6 月 21 日至 7 月 11 日，目前 BBT 上升 20 天（图 2-33）。舌肥嫩暗，脉沉弦滑。

辅助检查：2013 年 7 月 17 日查 P 25 ng/mL，β-HCG 17.8mIU/mL；2013 年 7 月 19 日查 P 25 ng/mL，β-HCG 62mIU/mL；2013 年 7 月 22 日查 P 29.4ng/mL，β-HCG 333.6mIU/mL。

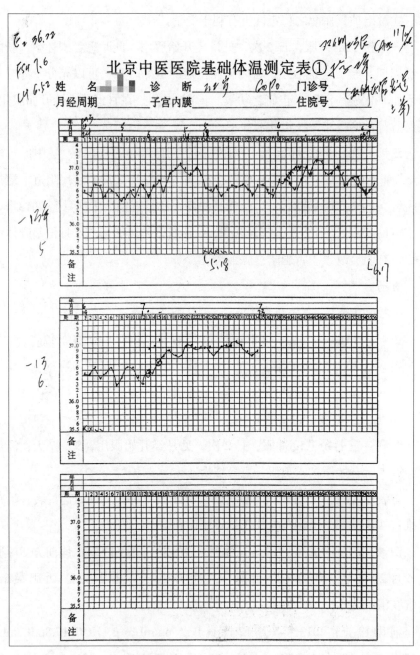

图 2-33 目前 BBT 上升 20 天

治以补肾清热，安胎固冲。

方药：

覆盆子 15g	侧柏炭 12g	旱莲草 12g	苎麻根 6g
荷 叶 12g	菟丝子 15g	黄芩炭 6g	大小蓟 20g
百 合 12g	莲 须 10g		

20 剂。水煎服，每日 2 次。

四诊 BBT 上升 20 天，血 β–HCG 提示妊娠，因此治以益肾固冲安胎。柴老师在早孕期阶段强调，此时即便有瘀滞亦不可妄投血分药。

小结：此病例初诊时病情错综复杂，经柴老师抽丝剥茧，抓住致病主因制订正确的治疗方案，祛邪扶正并举。但柴老师分析此案时指出，由于患者求孕心切，使得早孕期保胎凸显被动，如果第一阶段治疗能够再多些时间，则早孕期保胎会更有把握。

五诊：2013 年 12 月 10 日。患者 7 月生化妊娠，停药 4 个月后复诊，末次月经 11 月 27 日，量中等，轻度痛经，行经 6 天。纳可，便调，寐安。工具避孕。舌暗，苔薄白，脉细滑。

方药：

太子参 12g	川 断 15g	川 芎 5g	夏枯草 10g
茯 苓 10g	寄 生 15g	茵 陈 10g	砂 仁 5g
女贞子 15g	菟丝子 15g	益母草 10g	

20 剂。水煎服，每日 2 次。

医嘱：暂避孕半年。

根据患者目前身体情况，生化妊娠流产后，柴老师调整治疗方案，治以益肾健脾扶正为主，调和冲任为辅。患者携柴老师方返回青岛调理 3 个月。每月于月经第 5 天开始，服前方 20 剂，连续服药 3 个月。

六诊：2014 年 3 月 4 日。末次月经 2 月 22 日，前次月经 1 月 25 日，月经周期 28 天，经期 6 天，经量中等，轻度痛经。BBT 双相，基线偏高。

舌肥暗红，脉细滑。

患者目前遵医嘱避孕中。身体状况良好，基础体温较去年流产前形态明显好转。

方药：

熟　地 10g	川　断 12g	地骨皮 10g	旱莲草 12g
炒白芍 12g	柴　胡 3g	夏枯草 12g	茵　陈 12g
合欢皮 12g	桃　仁 12g	泽　泻 6g	当　归 6g
远　志 5g			

20 剂。水煎服，每日 2 次。

治以益肾养血安冲，清解血海伏热之邪。

患者携此方返回青岛，每月于月经第 5 天开始，服前方 20 剂，连续服药 3 个月。遵医嘱避孕中。

七诊：2014 年 6 月 10 日。末次月经 5 月 29 日，前次月经 5 月 1 日，月经周期 28 天，经期 6 天，经量中等，轻度痛经。BBT 双相基线偏高（图 2-34）。舌肥暗红，脉细滑。患者本月开始试孕。

辅助检查：2014 年 3 月 30 日青岛市黄岛区中医医院查女性激素：FSH 3.61mIU/mL，LH 6.42mIU/mL，E_2 26.43pg/mL；P 0.56ng/mL，T 0.025ng/mL。

2014 年 5 月 22 日青岛市黄岛区中医医院 B 超：左侧卵巢巧囊直径 2.0cm，右侧卵巢巧囊直径 1.5cm。

治法：益肾活血，散结除湿。

方药：

杜　仲 12g	蛇床子 3g	三　棱 10g	柴　胡 3g
川　芎 5g	川楝子 6g	茜　草 12g	月季花 6g
生牡蛎 15g	茵　陈 12g	瞿　麦 12g	炒白芍 10g
冬瓜皮 20g	土茯苓 12g	泽　泻 6g	砂　仁 3g

20 剂。水煎服，每日 2 次。

医嘱：患者每月于月经第 5 天开始服前方 20 剂，连续服药 3 个月。

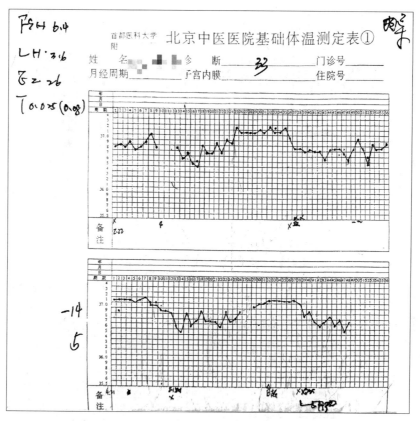

图 2-34 BBT 双相基线偏高

八诊：2014 年 9 月 16 日。末次月经 8 月 21 日，前次月经 7 月 25 日，月经周期 27～28 天，经期 6 天，经量中等，轻度痛经。BBT 双相波动明显（图 2-35）；现 BBT 上升 9 天（图 2-36），平稳。舌肥淡暗，舌尖见瘀斑，舌苔腻，脉细滑。

治法：活血化瘀，益气通络。

姓　名 [REDACTED] 诊　断_____ 门诊号_____

月经周期 [REDACTED] _子宫内膜_____ 住院号_____

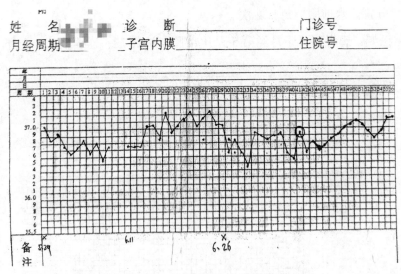

图 2-35　BBT 双相波动明显

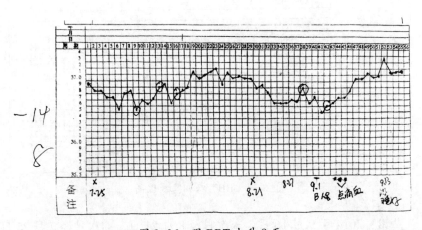

图 2-36　现 BBT 上升 9 天

方药：

北沙参 15g	丝瓜络 10g	茵　陈 12g	生麦芽 12g
月季花 6g	大腹皮 10g	浙　贝 10g	红　花 6g
瞿　麦 10g	金银花 10g	三七面 3g (冲服)	

10 剂。水煎服，每日 2 次。

医嘱：月经第 5 天开始服药。

患者目前基础体温上升 9 天，由于患者是外地人，因此嘱患者停药观察几日，上方待月经第 5 天再开始服药。

2015 年 2 月 2 日随访： 患者已孕 3 月余，末次月经 2014 年 10 月 21 日。患者遵医医嘱，于 10 月 25 日开始服药连续服药 10 天。11 月底确诊怀孕后服 2013 年 7 月四诊保胎方：

覆盆子 15g	侧柏炭 12g	旱莲草 12g	苎麻根 6g
荷　叶 12g	菟丝子 15g	黄芩炭 6g	大小蓟 20g
百　合 12g	莲　须 10g		

20 剂。水煎服，每日 2 次。

目前患者各项指标良好，已进入产前门诊待产。

2015 年 10 月 27 日追访： 患者于 2015 年 7 月 16 日足月剖宫产一子。

治疗结果：纵观本案诊治过程，可谓一波三折。

第一阶段：2013 年 4 月 23 日至 7 月 23 日（3 个月），一诊至四诊，柴老师通过对患者病因、病史、症状，以及各项临床检查的综合分析，制订了"祛邪扶正并举"的治疗方案，很快控制了病情，改善了症状。由于患者求子心切，未遵医嘱避孕，终以生化妊娠流产告一段落。

第二阶段：2013 年 12 月 10 日至 2014 年 6 月 10 日，五诊、六诊，根据患者身体情况，生化妊娠流产后，柴老师调整治疗方案，治以益肾健脾扶正为主；清解伏邪，调和冲任为辅。患者亦遵医嘱避孕半年。经过 6 个月治疗，患者基础体温较去年生化妊娠流产前型态明显好转，身体状况、精神状态、生活质量明显改善。

第三阶段：2014 年 6 月 10 日至 2014 年 9 月 16 日，七诊、八诊由于患者身体状态及基础体温良好，嘱其开始试孕，此阶段柴老师根据子宫内膜异位症之不孕的病因病机特点，再订治疗方案，拟益肾活血，通络散结，意在改善冲任血海之胞宫、胞脉、胞络瘀阻，促进排卵、输卵、着床。最终患者如愿以偿，喜得娇儿。

8. 子宫内膜异位症之月经量少、痛经、不孕案

鲁某，女性，29 岁，已婚，不育。初诊日期：2013 年 5 月 4 日。

主诉：月经量少、痛经 5 年，未避孕未孕 3 年余。

现病史：患者自述 2008 年参加工作后，因工作压力大，纳少，失眠，体重下降，月经量明显减少，一次行经仅用迷你卫生巾 5 块，痛经症状较前加重，月经周期较前 28 天提前至 23～25 天。2010 年结婚，婚后 3 年未避孕，至今未孕。

刻下症：末次月经 2013 年 4 月 20 日至 4 月 23 日，经量少，痛经 3 天，服止痛药 1 天。前次月经 2013 年 3 月 27 日至 30 日，月经量少，痛经 3 天。纳食尚可，夜寐多梦，二便正常。舌质暗，苔白腻，脉细滑无力。

经孕胎产史：已婚 3 年，G0P0，未避孕 3 年未孕。月经 $15\frac{3}{28}$ 天，量少，色暗，痛经（＋）。

辅助检查：2013 年 4 月 23 日女性性激素检测：FSH 10.68mIU/mL，LH 3.54mIU/mL，E_2 42pg/mL，T 0.46ng/mL（＜0.75ng/mL），PRL 7.18ng/mL；2013 年 4 月 23 日 CA-125 检测：35U/mL；2013 年 4 月 29 日超声检查：子宫 4.2cm×4.1cm×3.6cm，内膜 0.47cm，LOV 2.7cm×1.9cm，内见 5～6 个卵泡，左侧附件区见 2.3cm×1.5cm 形态欠规则无回声区。ROV 4.6cm×3.9cm，内见大小约 3.8cm×3.2cm 无回声区，边界尚清，其内呈细点样回声。

超声提示：右卵巢囊肿（巧囊可能性大）。

病情分析：患者自 2008 年参加工作后，自觉工作压力大，出现纳少，失眠，体重下降，月经量明显减少，经期缩短，痛经症状加重。2010 年

结婚，婚后一直未避孕，至今 3 年未孕。结合 B 超检查、CA–125 检测及女性激素检测，提示：月经失调、子宫内膜异位症、不孕症。证属中医学"月经量少""痛经""不孕症"范畴。

中医诊断：月经过少，痛经，不孕症。

西医诊断：月经失调，子宫内膜异位症，不孕症。

诊疗思路：柴老师临证时针对此病案言道："抢，赶紧怀孕！"双管齐下，治疗子宫内膜异位症的同时调经助孕。

辨证：肾虚血瘀，邪伏冲任。

治法：益肾养血，清解邪毒。

方药：

车前子 10g	连　翘 12g	生甘草 6g	金银花 12g
女贞子 12g	荷　叶 12g	夏枯草 12g	北沙参 15g
川　芎 5g	三　棱 10g	杜仲炭 12g	菟丝子 12g

21 剂。水煎服，日一剂，分温两服。

医嘱：先服药 7 剂，月经后再服药 14 剂。

方解：方药由两组药物组成。一组，菟丝子、女贞子、杜仲炭、北沙参益肾养阴，加车前子通利走下，加川芎、三棱通络活血、积极助孕；一组金银花、连翘、夏枯草、荷叶、甘草清解邪毒。

二诊：2013 年 6 月 8 日。末次月经 2013 年 5 月 15 日，行经 5 天，经量较前略有增多，痛经 2 天，症状略有减轻，未服止痛药。前次月经 4 月 20 日，月经周期 25 天，前 BBT 不典型双相，目前 BBT 上升 8 天。舌暗红，脉细滑。

方药：

连　翘 12g	生甘草 6g	金银花 12g	荷　叶 12g
女贞子 12g	夏枯草 12g	北沙参 15g	玉　竹 12g
菟丝子 12g	生　地 10g	熟　地 10g	牡丹皮 10g

三七面 3g^{（分冲）}

21 剂。水煎服，日一剂，分温两服。

医嘱：月经期服三七面 1.5g，日 2 次，冲服；月经后服汤药。

三诊：2013 年 7 月 20 日。末次月经 2013 年 7 月 10 日至 15 日，月经量中，色红，痛经症状较前减轻，月经周期 28 天；前次月经 2013 年 6 月 12 日至 6 月 17 日，月经量中，痛经 1 天，症状明显减轻。前 BBT 不典型双相，上升 12 天，现 BBT 单相。舌暗红，脉细滑。

方药：

北沙参 15g	女贞子 12g	荷　叶 12g	生甘草 5g
阿胶珠 12g	龙眼肉 12g	熟　地 10g	牡丹皮 10g
金银花 12g	夏枯草 12g	泽　兰 10g	月季花 6g
炒白芍 12g	玉　竹 10g		

14 剂。水煎服，日一剂，分温两服。

月经周期第 10 天，治以养血活血，益肾调经，积极备孕。

四诊：2013 年 8 月 11 日。患者今日月经来潮，腹痛隐隐，月经量不多、色暗红、有小血块，前 BBT 不典型双相上升 12 天。舌暗红，脉细滑。

方药：

北沙参 15g	女贞子 12g	荷　叶 12g	生甘草 5g
阿胶珠 12g	龙眼肉 12g	熟　地 10g	牡丹皮 10g
金银花 12g	夏枯草 12g	炒白芍 12g	三七面 3g^{（分冲）}

14 剂。水煎服，日一剂，分温两服。

医嘱：经期服三七面 1.5g，日 2 次，冲服；月经后服汤药 14 剂。

五诊：2013 年 9 月 7 日。末次月经 2013 年 8 月 11 日至 8 月 16 日，月经量中，腹痛隐隐。现 BBT 典型上升 15 天。舌暗，脉细滑。

2013 年 9 月 6 日查：血 HCG 109mIU/mL，P 24.26ng/mL。

方药：

菟丝子 20g	黄芩炭 10g	苎麻根 6g	山　药 10g
玉　竹 10g	荷　叶 10g	旱莲草 15g	覆盆子 15g
莲　须 5g	百　合 12g	侧柏炭 20g	

14 剂。水煎服，日一剂，分温两服。

患者腹痛隐隐，为"妊娠腹痛"，予益肾固冲，清热安胎。

六诊：2013 年 10 月 12 日。孕 8 周[+]，BBT 平稳，无腹痛及阴道出血。舌暗，脉沉滑。

2013 年 9 月 24 日超声检查：宫内早孕，单活胎。双侧卵巢内各探及 1 个无回声区，左侧 2.3cm×1.8cm，右侧 1.7cm×1.4cm。

2013 年 9 月 27 日检查：血 HCG 131133 mIU/mL，P 51.76ng/mL。

方药：

覆盆子 15g	地骨皮 10g	莲子心 3g	苎麻根 6g
莲　须 5g	玉　竹 10g	荷　叶 10g	炒白术 15g
侧柏炭 15g	旱莲草 15g	女贞子 15g	百　合 12g

14 剂。水煎服，日一剂，分温两服。

治疗结果：成功受孕。此案从初诊 5 月 4 日至五诊 9 月 7 日患者成功怀孕，治疗历时 4 个月。整个过程突出了柴老师治疗此类以"不孕"为主诉的子宫内膜异位症之主要思路，就是一个字"抢"。患者初诊主诉"月经量少及痛经 5 年，未避孕未孕 3 年余"，根据症状，结合理化检查及 B 超检查，提示患者肾虚血亏，卵巢功能低落，湿热毒邪伏于冲任血海，湿滞血瘀，胞宫胞脉胞络阻滞，但子宫内膜异位症病情尚属轻症，因此要"抢"，要尽快怀孕，一方面益肾养血、调经促孕，另一方面清解毒邪、化瘀通络。从基础体温观察患者卵巢功能逐渐好转（图 2-37）。

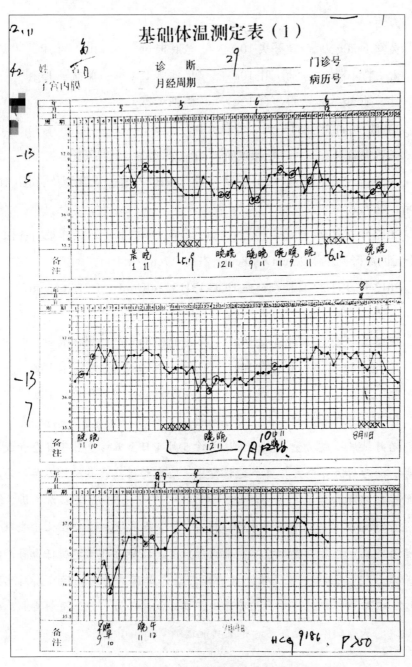

图 2-37 从基础体温观察患者卵巢功能逐渐好转

9. 子宫内膜异位症之巧囊术后不孕症案

汤某，女性，32 岁，已婚，未育。初诊日期：2009 年 5 月 5 日。

主诉：未避孕不孕 2 年余，巧囊术后 50 天。

现病史：患者 2002 年孕 40 天，自然流产。2003 年 11 月腹腔镜行左卵巢冠囊肿剔除术，术中发现子宫内膜异位症病灶，因术中出血，子宫内膜异位病灶未处理。2006 年开始未避孕至今 2 年余未孕。2009 年 3 月 16 日腹腔镜行右侧巧囊剥除，术中见盆腔粘连严重，分离粘连，术中行输卵管通液术，双侧输卵管通畅。目前肌注诺雷德每月 1 支第 3 个月，准备肌注诺雷得 4 ～ 6 个月。

刻下症：潮热汗出，脱发，失眠。纳食尚可，二便调。末次月经 2009 年 3 月 4 日。舌肥红，苔白干，脉细弦滑。

经孕胎产史：已婚 7 年，G1P0，2002 年自然流产 1 次。目前未避孕 2 年余。月经 $12\frac{7}{26\sim28}$ 天，量中，色红，痛经（＋）。

既往病史：2003 年 11 月、2009 年 3 月 16 日 2 次腹腔镜手术。青霉素过敏。

病情分析：患者以往痛经，婚后有一次不良妊娠史，后未避孕两年未孕，属"继发不孕症"；两次腹腔镜手术，确诊"子宫内膜异位症"。证属中医学"不孕症""癥瘕"范畴。

患者盆腔粘连严重，所幸双侧输卵管通畅，目前腹腔镜术后 50 天，使用诺雷得治疗第 3 个月，准备用药 4 ～ 6 个疗程。患者现处于药物闭经状态，并出现潮热汗出、脱发、失眠等症状，纳食尚可，二便调。末次月经 2009 年 3 月 4 日。舌肥红，苔白干，脉细弦滑。患者目前治疗方向是控制子宫内膜异位症复发，进而积极备孕。

中医诊断：不孕症，癥瘕。

西医诊断：继发不孕，子宫内膜异位症。

诊疗思路：患者"痛经－不良妊娠－子宫内膜异位症－继发不孕症，腹腔镜术后，诺雷得治疗中"，情况复杂，分析患者病情，结合患者目前治疗，从中医药角度介入进而接续治疗，使病情向好的方向发展，使治疗向预期的方向发展。

辨证：阴虚火旺，阴阳失调。

治法：清热泻火，调和阴阳。

方药：

首乌藤 15g	莲子心 3g	续　断 15g	丹　参 10g
生甘草 5g	月季花 5g	大腹皮 10g	钩　藤 10g
绿萼梅 6g	青　蒿 6g	泽　泻 10g	百　合 12g

14 剂。水煎服，日一剂，分温两服。

初诊从目前患者阴虚火旺、阴阳失调现状入手，用丹参、莲子心，清热养血，泻心火；续断、泽泻，益肾，泻肾火；钩藤、首乌藤、青蒿、绿萼梅，平肝清热，泻肝火；百合、甘草，清热润肺，泻肺火；大腹皮、甘草，宽中下气，泻脾热，通过泻五脏之火调适阴阳。月季花活血引诸药入血海。

二诊：2009 年 5 月 19 日。第 3 次肌注诺雷得后，闭经，潮热、汗出加重，失眠，脱发。纳可，便调。舌肥红，脉细滑。

方药：

北沙参 15g	金银花 12g	地骨皮 10g	百　合 12g
旱莲草 12g	远　志 6g	浮小麦 15g	莲子心 3g
钩　藤 10g	阿胶珠 12g		

20 剂。水煎服，日一剂，分温两服。

患者仍处在肌注诺雷得的疗程中，此阶段中药治疗意在改善患者用药后的不适症状，调适阴阳，减轻副反应。用药慎忌补肾，可通过补肺启肾之法，既顾护肝肾，又不妨碍目前治疗。

三诊：2009 年 6 月 16 日。第 4 次肌注诺雷得后，闭经状态，潮热汗出，急躁易怒，失眠健忘，阴道干涩，毛发脱落。纳可，大便略干。舌肥，苔干厚，脉弦细无力。

方药：

北沙参 15g	全瓜蒌 15g	枳　壳 10g	杏　仁 10g
川　芎 5g	泽　兰 10g	益母草 10g	大腹皮 10g
月季花 6g	杜　仲 10g	桃　仁 10g	扁　豆 10g

20 剂。水煎服，日一剂，分温两服。

四诊：2009 年 7 月 7 日。现停诺雷得半个月，服药后，潮热汗出、急躁易怒、失眠健忘、阴道干涩、毛发脱落等症略有缓解。现 BBT 单相，纳可，便调。舌肥红，脉弦细无力。

方药：

北沙参 20g	郁　金 6g	远　志 6g	地骨皮 10g
大腹皮 10g	丹　参 10g	钩　藤 10g	合欢皮 10g
桑寄生 15g	莲子心 3g	月季花 6g	石　斛 10g
金银花 12g			

7 剂。水煎服，日一剂，分温两服。

医嘱：节制性生活，暂避孕。

五诊：2009 年 7 月 28 日。停诺雷得月余，BBT 单相，潮热等症再减轻，纳可，便调，多梦。舌肥红，脉细滑。

方药：

生牡蛎 15g	茜草炭 12g	合欢皮 10g	白　芍 10g
侧柏炭 12g	野菊花 15g	鱼腥草 10g	大腹皮 10g
茵　陈 10g	扁　豆 10g	白茅根 20g	川　芎 5g

20 剂。水煎服，日一剂，分温两服。

停诺雷得月余，卵巢功能渐复，同时子宫内膜异位症亦有卷土重来之虑，中药治疗接续，以防治为主，治以解毒热、化湿浊、祛瘀滞、散结聚。

六诊：2009 年 8 月 25 日。末次月经 2009 年 8 月 22 日，行经 7 天，血色暗红，有块，痛经未作。前 BBT 双相波动明显。纳可，便调，夜寐多梦。舌肥暗红，脉细滑。

方药：

阿胶珠 12g	地骨皮 10g	北沙参 15g	合欢皮 10g
车前子 10g	川 断 12g	三 棱 10g	莲子心 3g
栀 子 3g	百 部 10g	菟丝子 20g	香 附 10g

20 剂。水煎服，日一剂，分温两服。

患者月经恢复，BBT 呈不典型双相，卵巢功能逐渐恢复，针对患者"求子"诉求，治以益肾养血，清解伏邪，双管齐下。考虑到患者以往自然流产病史，建议其暂时避孕。

七诊：2009 年 9 月 15 日。末次月经 2009 年 8 月 22 日，BBT 上升 9 天，患者诉未避孕。纳可便调，夜寐多梦。舌肥红，脉沉滑稍细。

方药：

首 乌 10g	当 归 10g	川 芎 5g	枳 壳 10g
月季花 6g	夏枯草 12g	桃 仁 10g	茵 陈 10g
北沙参 20g	合欢皮 10g	茯 苓 10g	桑寄生 15g

20 剂。水煎服，日一剂，分温两服。

医嘱：月经第 5 天开始服。患者 BBT 上升 9 天，未避孕，慎重起见嘱其暂停服药，待月经第 5 天再服上方。

八诊：2009 年 9 月 22 日。末次月经 2009 年 8 月 22 日，BBT 上升 14 天，尿酶免阳性，恶心，纳差，便稀，腰酸，多梦。舌苔白干，脉滑数。

方药：

枸杞子 15g	黄 芩 10g	山 药 10g	炒白术 10g

| 旱莲草 12g | 藕　节 15g | 玉　竹 10g | 竹　茹 6g |
| 菟丝子 20g | 侧柏炭 15g | 苎麻根 6g | 百　合 12g |

7 剂。水煎服，日一剂，分温两服。

患者子宫内膜异位症术后，诺雷得治疗停药后，月经恢复 1 个月。现 BBT 上升 14 天，尿酶免阳性，恶心，纳差，便稀，腰酸，多梦，舌苔白干，脉象不稳。此乃脾肾不足，胎元不固之象。予以健脾益肾，培土固肾安胎。

九诊：2009 年 9 月 29 日。末次月经 2009 年 8 月 22 日，BBT 上升 21 天，稳定在 37℃。纳可，便调，口干口渴，失眠多梦。舌暗红，苔白干，脉沉滑数。

方药：

北沙参 15g	玉　竹 15g	黄　芩 10g	苎麻根 6g
侧柏炭 10g	菟丝子 15g	百　合 12g	旱莲草 12g
椿　皮 6g	地骨皮 10g	藕　节 15g	莲子心 3g

14 剂。水煎服，日一剂，分温两服。

十诊：2009 年 10 月 13 日。BBT 上升 35 天，平稳，纳可便调，夜寐多梦。舌暗红，脉沉滑稍数。

方药：

菟丝子 15g	黄　芩 10g	百　合 10g	旱莲草 10g
侧柏炭 10g	莲　须 12g	荷　叶 10g	苎麻根 6g
山　药 15g			

14 剂。水煎服，日一剂，分温两服。

十一诊：2009 年 10 月 27 日。孕 9 周$^+$3 天，纳可便调，夜寐多梦。舌肥暗，脉滑数。查：P 35.93ng/mL，HCG 112340mIU/mL 。B 超检查：宫内早孕，活胎。

方药：

菟丝子 15g	黄　芩 10g	地骨皮 10g	荷　叶 10g
续　断 20g	苎麻根 6g	藕　节 20g	百　合 10g
青　蒿 5g	莲　须 15g	莲子心 5g	

14 剂。水煎服，日一剂，分温两服。

十二诊：2009 年 11 月 27 日。孕 10 周胎停育，于 2009 年 11 月 4 日行清宫术，术后出血 10 天。现患者口干、肠燥，失眠盗汗，情绪波动。舌苔白干，脉弦滑数。

方药：

北沙参 15g	玉　竹 10g	百　合 12g	石　斛 10g
益母草 10g	山　药 15g	合欢皮 10g	桑寄生 15g
旱莲草 12g	香　附 10g	黄　芩 10g	柴　胡 3g
续　断 12g			

20 剂。水煎服，日一剂，分温两服。

医嘱：禁性生活 1 个月，暂避孕 6 个月。

患者孕 10 周胎停育，行清宫术后 23 天。现患者口干、肠燥，失眠盗汗，情绪波动，舌苔白干，脉弦滑而数。患者历经腹腔镜手术、诺雷得治疗、胎停育手术，现已肝肾阴亏，阴阳失调，治以补肺启肾，调适阴阳。劝慰患者，平复心情，暂避孕 6 个月，积极治疗。

十三诊：2009 年 12 月 8 日。末次月经 2009 年 12 月 3 日，行经中，经量不多，经色暗红，腹痛隐隐。纳可、便调，夜寐多梦，舌肥暗红，脉沉滑数。

方药：

北沙参 15g	远　志 5g	地骨皮 10g	黄　芩 10g
茵　陈 10g	合欢皮 10g	月季花 6g	石　斛 10g
玉　竹 6g	女贞子 15g	香　附 10g	生甘草 5g

蛇床子 3g

20 剂。水煎服，日一剂，分温两服。

十四诊：2010 年 1 月 5 日。胎停育清宫术后 2 个月，末次月经 2010 年 1 月 1 日，行经中、量中、色红，无痛经。前次月经 2009 年 12 月 3 日。纳可，大便略稀，夜寐多梦，舌苔白干，脉细滑。

方药：

阿胶珠 12g	枸杞子 12g	枳　壳 10g	生麦芽 10g
月季花 6g	大腹皮 10g	扁　豆 10g	茵　陈 10g
合欢皮 10g	桑寄生 15g	杜　仲 10g	

20 剂。水煎服，日一剂，分温两服。

医嘱：测 BBT。

治以健脾除湿，益肾养血。嘱患者监测基础体温，了解卵巢功能恢复情况。

十五诊：2010 年 2 月 23 日。胎停育清宫术后 3 个多月，末次月经 2010 年 1 月 31 日，行经 7 天，量中，色暗，血块（＋），痛经（＋）。BBT 不典型双相，避孕中。纳可，便调，多梦。舌肥，苔厚，脉沉细滑数。

方药：

车前子 10g	川楝子 6g	白　芍 12g	地骨皮 10g
旱莲草 12g	青　蒿 12g	莲子心 3g	远　志 5g
桔　梗 10g	金银花 12g	百　部 12g	夏枯草 12g
三七面 3g^{（冲服）}			

14 剂。水煎服，日一剂，分温两服。

医嘱：避孕，经期坚持服药。

患者出现痛经症状，提示子宫内膜异位症病情或有复发。治以清解伏邪，化瘀通络。

十六诊：2010 年 3 月 30 日。末次月经 2010 年 3 月 22 日，痛经未作，

BBT 明显好转，纳可，便调，多梦，舌肥暗，脉沉滑。

方药：

北沙参 15g	茜草炭 12g	野菊花 10g	丹　参 10g
鱼腥草 12g	金银花 12g	生甘草 5g	瞿　麦 10g
女贞子 15g	扁　豆 12g	茵　陈 12g	佩　兰 3g
杜　仲 10g			

20 剂。水煎服，日一剂，分温两服。

医嘱：避孕。

治以清解伏邪，除湿化瘀，健脾益肾。

十七诊：2010 年 4 月 20 日。末次月经 2010 年 3 月 22 日，行经 7 天，痛经未作。前 BBT 双相，纳可，便调，多梦，避孕中。舌肥暗，脉沉滑。

方药：

北沙参 15g	知　母 6g	枳　壳 12g	柴　胡 3g
白　芍 10g	夏枯草 12g	炒蒲黄 10g	百　合 12g
女贞子 15g	合欢皮 12g	月季花 6g	菟丝子 20g

20 剂。水煎服，日一剂，分温两服。

治以补肺启肾，调适阴阳，化瘀行滞。

十八诊：2010 年 5 月 18 日。末次月经 2010 年 5 月 15 日，经量略多，腹痛隐隐；前次月经 4 月 19 日，前 BBT 不典型双相，避孕中。舌肥红暗，脉细滑数。

方药：

阿胶珠 12g	生牡蛎 20g	黄　芩 10g	柴　胡 5g
莲子心 3g	旱莲草 12g	百　部 10g	地骨皮 10g
合欢皮 10g	女贞子 15g	金银花 10	三七面 3g ^{（冲服）}

20 剂。水煎服，日一剂，分温两服。

医嘱：三七面，经期服用，每日 2 次，每次 1.5g，温水冲服。

十九诊：2010 年 6 月 22 日。末次月经 2010 年 6 月 12 日，量、色正常，行经 7 天，痛经未作。前 BBT 近典型双相。舌肥暗，脉细滑。

方药：

太子参 15g	黄 芩 10g	熟 地 10g	石 斛 10g
合欢皮 10g	月季花 6g	女贞子 15g	莲子心 3g
钩 藤 10g	金银花 12g	郁 金 6g	生麦芽 12g
枳 壳 10g			

20 剂。水煎服，日一剂，分温两服。

医嘱：可以试孕。

治以益气健脾，益肾养阴，清解伏邪。

二十诊：2010 年 7 月 20 日。末次月经 2010 年 7 月 9 日。现 BBT 单相，纳可，便调，寐安，舌肥暗，脉细滑。

方药：

北沙参 15g	冬瓜皮 15g	黄 芩 10g	车前子 10g
茜草炭 12g	女贞子 15g	石 斛 10g	丹 参 10g
生甘草 3g	玉 竹 10g	路路通 10g	三 棱 10g

21 剂。水煎服，日一剂，分温两服。

医嘱：服药 7 剂，月经后再服 14 剂。

二十一诊：2010 年 9 月 21 日。末次月经 2010 年 9 月 3 日，现 BBT 上升 6 天。舌肥暗红，脉沉滑。

方药：

枸杞子 12g	益母草 10g	石 斛 12g	玉 竹 10g
女贞子 12g	合欢皮 12g	黄 芩 10g	浮小麦 10g
百 合 10g	丹 参 10g	柴 胡 3g	菟丝子 20g

14 剂。水煎服，日一剂，分温两服。

医嘱：月经第 5 天开始服。

二十二诊：2010 年 10 月 26 日。末次月经 2010 年 10 月 23 日，前 BBT 近典型双相。舌肥，苔厚，脉沉滑。

方药：

车前子 10g	茜 草 12g	月季花 6g	白 芍 12g
旱莲草 15g	北沙参 15g	青 蒿 15g	黄 芩 10g
地骨皮 12g	茅 根 12g	香 附 10g	当 归 10g
杜 仲 10g			

20 剂。水煎服，日一剂，分温两服。

医嘱：积极试孕。

二十三诊：2010 年 11 月 23 日。末次月经 2010 年 11 月 20 日，前 BBT 典型双相，明显好转。舌肥，绛红，脉细滑。

方药：

菟丝子 12g	月季花 6g	远 志 5g	益母草 10g
阿胶珠 12g	百 合 10g	川 芎 5g	枳 壳 10g
大腹皮 10g	续 断 15g	女贞子 20g	莲子心 3g

20 剂。水煎服，日一剂，分温两服。

二十四诊：2010 年 12 月 21 日。末次月经 2010 年 12 月 15 日，无痛经，前 BBT 近典双相。纳可，眠安，大便不爽，腹胀。舌肥，脉细滑。

方药：

北沙参 15g	槐 花 6g	金银花 10g	合欢皮 10g
百 合 10g	远 志 5g	生甘草 5g	丹 参 10g
川 芎 5g	夏枯草 12g	桃 仁 10g	生牡蛎 15g
桑寄生 15g	炒蒲黄 10g	生麦芽 15g	

20 剂。水煎服，日一剂，分温两服。

二十五诊：2011 年 1 月 18 日。末次月经 2010 年 12 月 15 日，BBT 上升 21 天。腰酸，舌肥暗，脉沉滑细。

方药：

覆盆子 12g	莲子心 3g	黄　芩 12g	旱莲草 15g
苎麻根 6g	青　蒿 10g	椿　皮 3g	菟丝子 15g
山　药 15g	侧柏炭 10g	生甘草 5g	

14 剂。水煎服，日一剂，分温两服。

医嘱：注意休息，安心静养。

治以清热益肾，固冲安胎。

二十六诊：2011 年 1 月 25 日。孕 40 天，恶心，无呕吐。BBT 平稳高温相。舌肥，苔黄，脉沉滑。

方药：

柴　胡 3g	金银花 10g	百　合 10g	枸杞子 15g
旱莲草 10g	椿　皮 5g	苎麻根 6g	荷　叶 10g
莲子心 3g	菟丝子 20g	黄　芩 10g	生甘草 3g

7 剂。水煎服，日一剂，分温两服。

二十七诊：2011 年 2 月 1 日。孕 7 周，BBT 平稳高温相，平稳。纳可，便调，多梦。舌肥、绛红，脉沉滑。

方药：

菟丝子 15g	苎麻根 6g	黄　芩 10g	远　志 5g
山　药 12g	旱莲草 15g	枸杞子 15g	莲子心 3g
覆盆子 15g	椿　皮 5g	百　合 12g	生甘草 5g

14 剂。水煎服，日一剂，分温两服。

二十八诊：2011 年 2 月 15 日。2011 年 2 月 14 日 B 超：宫内早孕，活胎（63 天）。舌暗淡，脉细滑。

方药：

覆盆子 15g	山　药 12g	白　术 12g	莲子心 3g
苎麻根 6g	莲　须 12g	百　合 12g	侧柏炭 12g

旱莲草 12g　　　　菟丝子 20g　　　　黄　芩 6g　　　　椿　皮 3g

14 剂。水煎服，日一剂，分温两服。

二十九诊： 2011 年 3 月 1 日。早孕，孕 10 周，有少量阴道出血、粉红色。无腹痛腰酸，纳可，便调，多梦。舌肥暗，脉沉滑。

方药：

菟丝子 15g　　　侧柏炭 12g　　　莲子心 3g　　　苎麻根 6g

山　药 12g　　　覆盆子 15g　　　大小蓟炭 12g　　百　合 10g

莲　须 12g

14 剂。水煎服，日一剂，分温两服。

治疗结果：随访患者，于 2011 年 9 月足月剖宫产，喜得贵子，3.4kg。

患者治病求子历经数年，几经周折，所幸病情得到有效控制，保胎成功。总结本案治疗过程，有以下几点经验值得借鉴。①以往病史：痛经，胎停育，卵巢囊肿及子宫内膜异位症，继发不孕症。提示病情复杂，治疗不可能一蹴而就。②以往治疗：2 次腹腔镜手术，以及当下诺雷得治疗，提示病情程度及患者身体状态，中医药治疗当辨证施治，随证调整。③中医药参与治疗的介入点：临床情况复杂，每个病案各有不同，如何介入、跟进治疗？本案介入时患者在腹腔镜手术后、诺雷得治疗过程中，柴老师根据当时患者情况予清热泻火，调适阴阳，进而补肺启肾，顾护肝肾，可谓权宜之策。④停诺雷得后，继续中药治疗：此时卵巢功能渐复，谨防子宫内膜异位症卷土重来。待病情稳定后，治以益肾养血，清解伏邪，双管齐下。⑤经验教训：子宫内膜异位症腹腔镜术后，经诺雷得治疗后，需重新评估卵巢功能，结合患者病史，选择适当的时机受孕，否则欲速则不达。此案病患以往有不良妊娠病史，月经恢复 1 个月匆忙受孕，结果胎停育，身心再受重创，欲速则不达。

10. 子宫内膜异位症之不孕症、痛经、月经失调案

商某，女性，32 岁，已婚，未育。初诊日期：2013 年 9 月 28 日。

主诉：结婚 3 年未避孕未孕，痛经、带经日久。

现病史：患者已婚 3 年，未避孕未孕。结婚后月经期延长，行经 8～10 天，且经期腹痛呈进行性加重趋势，每逢经期需服止痛药方可坚持工作，月经量多、色鲜红、有块。平素带下量多、色黄、有味。

刻下症：末次月经 9 月 19 日至 9 月 27 日，量多、色红、有块，痛经 3 天，服止痛药 1 天。纳可，便干，眠欠佳。舌质嫩红，苔薄白略腻，脉细滑。

经孕胎产史：$12\frac{7}{25\sim28}$ 天，量中，痛经（-）。已婚 3 年，G0P0，未避孕，未孕。配偶精液正常。

既往病史：以往超声检查提示子宫小肌瘤，子宫内膜偏厚，左卵巢巧囊。

辅助检查：2013 年 6 月 14 日超声引导输卵管声学造影检查（图 2-38）：右侧输卵管通畅，左侧输卵管通畅可能性大。

解放军总医院

超声号 B333550   **超声诊断报告单**   序号 1306143994

| 姓名 | | 性别 女 年龄 32 科别 介入超声科 床位号 |
| 门诊号 B333550 | 住院号 | 住址、电话 |

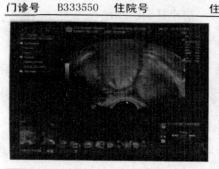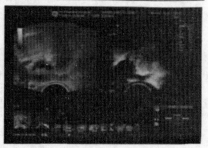

超声所见

超声引导输卵管声学造影检查：

常规消毒铺巾后，将6号双腔球囊导管经宫颈顺利插入宫腔内，充盈球
囊固定导管，将庆大霉素8万单位、地塞米松5mg均匀混合于50ml生理盐水后，
经阴道超声监测下经导管加压注入，子宫直肠窝可见含气泡液体流动，后将
1ml超声造影剂Sonovue混合于50ml生理盐水中，加压注入，右侧输卵管、双
侧卵巢周围及子宫直肠窝均可见造影剂流动。

超声诊断

1. 右侧输卵管通畅
2. 左侧输卵管通畅可能性大

JR(介入室)

备注

录入员 郝艳丽 **诊断医师** 杨宇   **签名** 杨宇   **日期** 2013-06-14

此报告仅供临床参考

图 2-38   2013 年 6 月 14 日超声引导输卵管声学造影检查

2013 年 9 月 21 日查：CA-125 67.62U/mL；2013 年 9 月 22 日女性激素测定（图 2-39）：E_2 106.05pmol/L，P < 0.48nmol/L，PRL 5.36μg/L，FSH 6.97IU/L，LH 2.57mIU/mL，T 1.53nmol/L。

图 2-39 2013 年 9 月 22 日女性激素测定

病情分析：患者已婚 3 年，孕 0 产 0，未避孕未孕；结婚以来痛经症状逐渐加重，并伴有经期延长、经量增多；证属中医学"不孕症""痛经""经期延长"范畴。B 超检查子宫肌瘤、左卵巢巧克力囊肿，CA-125 升高，虽然未做腹腔镜检查确诊，但临床症状及理化检查均支持子宫内膜异位症之诊断。患者 B 超下输卵管通液提示：双侧输卵管通畅。综合分析目前患者子宫内膜异位症尚属轻度，不孕、痛经、月经失调均为子宫内膜异位症之临床表现。子宫内膜异位症患者输卵管检查提示通畅，并不代表其功能正常，输卵管亦可因病变所累导致其功能受损，从而影响卵子的捡拾和受精卵的输送。西医学对子宫内膜异位症的病理、生理学机制虽尚未最终阐明，但子宫内膜异位症所反映出的免疫功能异常的状态引起学者们广泛关注，子宫内膜异位症患者盆腔非特异性炎症反应，实际是由子宫内膜异位症特异的免疫反应所致。研究表明子宫内膜异位症患者的腹腔液微环境的变化对其生育力具有影响作用。腹腔液微环境的核心变化是巨噬细胞活性增强，巨噬细胞是机体重要的免疫细胞，可产生各种免疫球蛋白、多种蛋白酶和多个细胞因子，这些变化对生殖的多个环节均有影响。如患者腹腔液内的巨噬细胞可降低卵巢颗粒细胞分泌孕酮的功能；巨噬细胞的活跃能破坏细胞并吞噬精子，降低精子的活力，干扰和妨碍精卵结合、受精卵的着床和胚囊的发育；前列腺素的增多可使输卵管蠕动异常，影响孕卵的运行，导致孕卵的发育与子宫内膜的脱膜变化不同步，影响了孕卵着床。虽然子宫内膜异位症的特异性免疫反应被认识，但在免疫治疗方面的研究不尽如人意。

中医诊断：不孕症，经期延长，痛经。

西医诊断：原发不孕，月经失调，子宫内膜异位症。

诊疗思路：柴老师认为，子宫内膜异位症为"湿热毒邪蛰伏于冲任血海，伺机而动，与血搏结，致血海不宁，任脉为病，带脉失约"，故症见月经经期延长，经量增多，带下量多、色黄、有味；湿热毒邪与血搏结，结聚于胞脉胞络，致气血运行受阻，胞脉胞络血行不通，月复一月，症见经行腹痛进行性加重；湿热毒邪与血搏结，痰湿瘀浊阻遏冲任血海，胞宫胞络胞脉俱损，致卵子生成、精卵结合、输送、着床、发育各个环节障碍，症见已婚 3 年不孕。舌嫩红、脉细滑为阴虚血亏，患病 3 年之久，湿热毒邪伤阴耗血；苔白略腻为湿浊痰聚之象。辨其证为血海伏热，胞络阻滞，冲任失调。施以清热解毒、化痰通络、祛瘀散结、调理冲任之法。

辨证：血海伏热，胞络阻滞，冲任失调。

治法：清热解毒，通络散结，调理冲任。

方药：

夏枯草 12g　　　益母草 12g　　　茜草炭 12g　　　川　芎 3g

北柴胡 3g　　　浙贝母 12g　　　川贝母 3g　　　路路通 12g

苏　木 10g　　　车前子 10g　　　青　蒿 10g　　　鳖　甲 10g

14 剂。水煎服，日一剂，分温两服。

医嘱：复查 B 超。

方解：方中以青蒿、鳖甲、夏枯草、柴胡，清热解毒，消癥散结；益母草、茜草炭、川芎、苏木，活血行血，调理冲任；浙贝母、川贝母、路路通，化痰通络；车前子，通利走下，引诸药下行。

二诊：2013 年 10 月 26 日。末次月经 2013 年 10 月 18 日至 10 月 24 日，经量稍多，痛经较前明显减轻，未服止痛药，经期 7 天较前缩短，BBT 波动明显。舌淡红，脉细弱。

2013 年 10 月 5 日阴道 B 超检查（图 2-40）：子宫后位，大小 4.7cm×3.8cm×5.1cm，左侧壁可见低回声结节，直径约 0.9cm，边界清楚，CDFI 未见血流信号；内膜厚 1.0cm，宫腔线显示清晰，宫腔内未见明显异常。左卵巢可见黄体，另见一囊肿，1.2cm×0.9cm×1.3cm，边界清楚，内透声差，可见密集点状回声，CDFI 未见血流信号。右卵巢显示清楚，未见异常。右附件未见异常回声。

超声提示：子宫左侧壁低回声结节，小肌瘤待除；左卵巢囊肿，巧囊待除外。

姓名		性别 女	年龄 32	科别	超声科	床位号	
门诊号 B333550	住院号		住址或电话				

告知：超声检查受诸多因素影响，如受自身因素（如病史、症状、体征、配合度，如受位置特殊、系病所处不同阶段势），设备因素（仪器型号及型能不同），且图像参与征象之间，检查者因素（超声所论依据国内外公认的影像特征。对图像的判读不同检查者之间可能存在差异等。此报告是某次检查结果。请以病理诊断或临床最后诊断为准，与本检查相关的医疗活动应充分了解上述因素并与临床医生沟通。

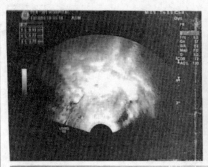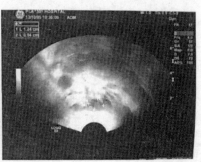

超声所见

经阴道盆腔扫查：膀胱不充盈

子宫后位，大小约4.7cm×3.8cm×5.1cm，左侧壁可见一低回声结节，直径约0.9cm，边界清楚，CDFI内未见血流信号；内膜厚约1.0cm，宫腔线显示清晰，宫腔内未见明显异常。

左卵巢可见黄体，另见一囊肿，大小约1.2cm×0.9cm×1.3cm，边界清楚，内透声差，可见密集点状回声，CDFI未见血流信号

右卵巢显示清楚，未见异常

右附件区未见异常回声

超声印象

1、子宫左侧壁低回声结节，平滑瘤待除外
2、左卵巢囊肿，巧囊待除外

备注

录入员 张东兰　诊断医师 徐虹　　签名 徐虹　日期 2013.10.05

图2-40　2013年10月5日阴道B超检查

方药：

夏枯草 12g	益母草 12g	川　芎 3g	北柴胡 3g
浙贝母 12g	川贝母 3g	路路通 12g	苏　木 10g
丝瓜络 6g	青　蒿 10g	鳖　甲 10g	桔　梗 12g
菟丝子 15g	桑寄生 30g	茯　苓 12g	桂　枝 3g

14 剂。水煎服，日一剂，分温两服。

医嘱：基础体温（BBT）测量，要求清晨起床前（静卧 6 小时以上）测口温。

患者经首诊治疗后，痛经症状较前明显减轻，经期 7 天，带下、月经日久症状改善，表明清热解毒、化痰通络、祛瘀散结、调理冲任之法初见成效。效不更方，继以前法。患者病程 3 年，病属顽疾，前方加茯苓、桂枝，温通利湿。柴老师云："方中用桂枝 3g，宜少勿多，少用可温化痰湿，多则辛散伤阴。患者以治疗不孕症为主要目的，对于有生育要求的内异症患者，一定要抓住时机积极助其尽早妊娠。罹患子宫内膜异位症时，卵巢的分泌功能和排卵功能也会受到不同程度的影响，当子宫内膜异位症病情得到有效控制及改善时，其卵巢的分泌和排卵功能也能恢复及改善。方中加入菟丝子、桑寄生益肾助孕。"

三诊：2013 年 11 月 15 日。BBT 今日下降，腰酸腹冷，舌暗，脉细弱无力。

方药：

益母草 12g	香　附 6g	小茴香 6g	肉　桂 3g
当　归 6g	杜仲炭 12g	川　芎 3g	炮　姜 3g
五灵脂 12g	赤　芍 12g	蒲黄炭 10g	没　药 3g

14 剂。水煎服，日一剂，分温两服。

医嘱：见月经开始服药。

从测量的基础体温分析，BBT 典型上升 12 天，排卵日及排卵前后 2

天均有同房，但未能成功受孕，考虑可能的因素有输卵管拾取及输送功能
障碍、子宫的容受性不良。从中医角度分析即为胞络、胞脉、胞宫气血运
行不畅，冲任血海伏邪为患。患者基础体温下降提示即将月经来潮，拟活
血化瘀、温经止痛之法。嘱见月经开始服药。

四诊：2013 年 11 月 22 日。末次月经 2013 年 11 月 15 日，行经 7 天，
无痛经，月经量中等、色红而无块。患者因工作经常白班、大夜班、小
夜班频繁交替，作息时间紊乱，故 BBT 低位波动明显。舌边尖红，苔白，
脉细滑。

方药：

益母草 12g	夏枯草 12g	金银花 12g	连 翘 12g
浙贝母 12g	茯 苓 12g	菟丝子 12g	生牡蛎 15g
赤 芍 12g	生甘草 6g	清半夏 6g	陈 皮 6g

14 剂。水煎服，日一剂，分温两服。

患者本次月经行经 7 日，量中、色红、无块，痛经症状消失，说明
一二三诊的辨证施治奏效，继续之前辨证思路，驱除冲任血海之伏邪，调
理胞宫、胞脉、胞络之气血，积极助孕。

五诊：2013 年 11 月 29 日。2013 年 11 月 28 日 B 超卵泡监测：有优
势卵泡，直径 19mm。BBT 低位波动。患者诉带下呈透明状，右下腹酸坠。
舌红，脉细滑。

方药：

金银花 12g	连 翘 12g	川 芎 5g	北柴胡 5g
粉萆薢 12g	车前子 10g	夏枯草 12g	益母草 12g
菟丝子 15g	蛇床子 3g	三 棱 10g	细 辛 3g

14 剂。水煎服，日一剂，分温两服。

方中加入菟丝子、蛇床子、三棱、细辛益肾温阳，通络助孕。

六诊：2013 年 12 月 6 日。BBT 上升 6 天。舌红，苔白，脉细弱。

方药：

菟丝子 15g　　　覆盆子 15g　　　茯　苓 12g　　　莲子心 3g

生黄芪 12g　　　枸杞子 12g　　　茵　陈 12g　　　山　药 12g

莲　须 12g　　　陈　皮 6g　　　　香　附 6g

14 剂。水煎服，日一剂，分温两服。

BBT 上升 6 天，当健脾益肾固冲，安抚冲任血海之气血。

七诊：2013 年 12 月 20 日。末次月经 2013 年 11 月 15 日，BBT 上升 20 天（图 2-41）。舌红，脉细滑。

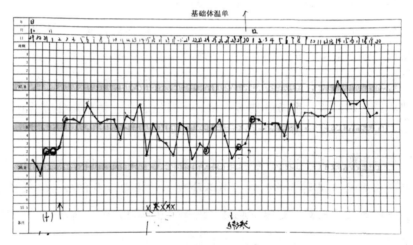

图 2-41　BBT 上升 20 天

2013 年 12 月 16 日查血 HCG 818.9U/L；2013 年 12 月 18 日查血 HCG 2067U/L；2013 年 12 月 19 日查血清 P 67.87nmol/L。

诊断：早孕。

方药：

菟丝子 15g　　　覆盆子 15g　　　茯　苓 12g　　　生黄芪 12g

枸杞子 12g　　　茵　陈 12g　　　山　药 12g　　　莲　须 12g

陈　皮 6g　　　　香　附 6g

7剂。水煎服，日一剂，分温两服。

患者成功受孕，但测试孕酮值偏低，内异症患者早孕期孕酮偏低较为普遍，需密切监测孕酮水平。继续健脾益肾，固冲安胎。

八诊：2014年1月14日。解放军总医院B超检查（图2-42）：子宫前位增大，肌壁回声均匀，宫内可见孕囊，大小约5.7cm×3.3cm×2.2cm，内见胎芽，长约2.0cm，可见胎心搏动。双卵巢显示清晰，未见异常。双附件区未见异常回声。

超声诊断：宫内早孕。

2014年8月9日随访：足月顺产3.4kg，母子平安。

治疗结果：本案患者主诉已婚3年不孕，临床症状复杂，有痛经、经期延长、带下量多、不孕、癥瘕等，结合病史、症状、体征、B超及CA-125检查，临床诊断为子宫内膜异位症。柴老师先以清热解毒、通络散结、调理冲任为法施治，继而经期活血化瘀、温经通络，排卵期健脾益肾，孕后固冲安胎，短短2个月即成功受孕，患者喜得娇儿。

总结治疗过程：第一阶段：清热解毒、通络散结、调理冲任，痛经及经期延长等症状得到有效控制；第二阶段：月经期活血化瘀、温经散寒，改善冲任血海及胞宫、胞脉、胞络之湿滞瘀阻状态；第三阶段：排卵期健脾益肾，积极助孕；第四阶段：健脾益肾、固冲安胎。

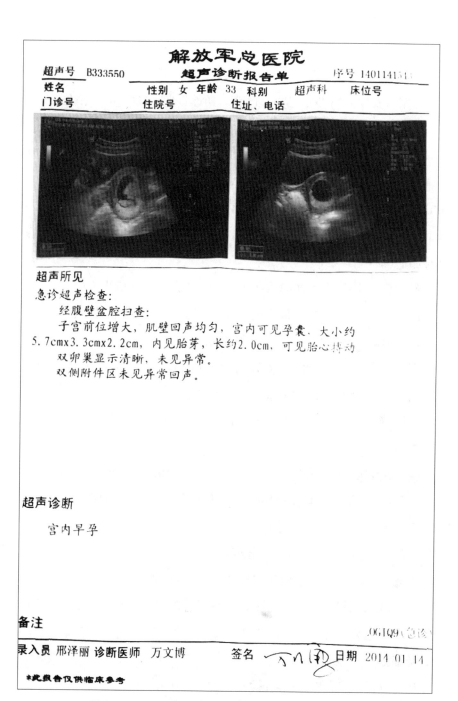

图 2-42 2014 年 1 月 14 日解放军总医院 B 超检查

11. 经期延长、痛经案

任某，女性，33 岁，已婚，已育。初诊日期：2003 年 7 月 15 日。

主诉：经前淋沥出血 7～10 天，伴经期腹痛进行性加重 1 年余。

现病史：2001 年 10 月行早孕人工流产术，人流术后 3 个月出现月经失调，每于经前淋沥出血 7～10 天，并伴有经期腹痛呈进行性加重，于 2002 年 5 月行腹腔镜检查确诊为子宫内膜异位症。术后服丹那唑治疗 1 个月，因反应大自行停药，经前淋沥出血及经期腹痛症状依旧，且经期腹痛日益加重。

刻下症：末次月经 2003 年 6 月 17 日，现阴道少量出血 7 天、色暗，伴下腹坠痛隐隐，大便黏腻不爽，夜寐多梦，平素带下量多、色黄、有味，食欲不佳。舌绛红，苔白干，脉细弦。

经孕胎产史：已婚 8 年，G2P1，2000 年 11 月足月顺产一胎，2001 年人工流产 1 次；以往月经 13 $\frac{5}{30}$ 天；工具避孕。

既往病史：2002 年 5 月，行腹腔镜手术。无其他病史。

方药：

金银花 15g	土茯苓 20g	萹 蓄 10g	桃 仁 10g
益母草 10g	车前子 10g	夏枯草 12g	川楝子 6g
香 附 10g	三七面 3g^{（分冲）}		

7 剂。水煎服，日一剂，分温两服。

二诊：2003 年 7 月 22 日。末次月经 2003 年 7 月 17 日，行经 5 天，痛经症状较前减轻，现阴道血净，下腹仍感隐痛；BBT 单相，基线偏高；带下量多、色黄、有味，纳食尚可，大便不爽，夜寐多梦。舌绛红，苔白干，脉细弦。

病情分析：患者以"经前淋沥出血 7～10 天，伴经期腹痛进行性加重 1 年余"为主诉前来就诊。病起于人工流产手术后 3 个月，出现月经失调，每于经前淋沥出血 7～10 天，并伴有经期腹痛呈进行性加重。经腹腔镜检查确诊为：子宫内膜异位症。术后服丹那唑治疗 1 个月，因反应大自行停药，经前淋沥出血及经期腹痛症状日益加重。初诊时正值经前，阴道少量出血已 7 天，色暗，伴下腹坠痛隐隐，证属中医学"经期延长""痛经"范畴。

中医诊断：经期延长，痛经。

西医诊断：子宫内膜异位症。

诊疗思路：患者病发于人流术后，湿热毒邪侵袭冲任血海，与血搏结，伏邪冲任扰动血海，症见经前淋沥出血，伴下腹坠痛隐隐；湿热毒邪伏于冲任胞宫，逢经期阻遏气机，经血瘀滞不行，不通则痛，症见经期腹痛进行性加重；舌绛红、苔白干、脉细弦，均为阳证、热证、实证之象。

辨证：邪伏血海，冲任失调。

治法：祛邪化瘀，调经止痛。

方药：

金银花 15g	土茯苓 20g	萹　蓄 10g	赤　芍 10g
茜草炭 10g	车前子 10g	夏枯草 12g	川楝子 6g
香　附 10g	荷　叶 10g	炒薏苡仁 20g	

21 剂。水煎服，日一剂，分温两服。

治疗结果：患者初诊时正值经前，阴道少量出血 7 天，色暗，下腹坠痛隐隐，柴老师因势利导给与经期方。方中金银花、萹蓄，解毒热；土茯苓，化湿浊；桃仁、益母草，走下焦冲任，化瘀滞；车前子、夏枯草，通利散结；川楝子、三七面，理气止痛；香附，为血中气药，行血中之滞。

二诊时患者月经间期，下腹仍感隐痛，BBT 单相，基线偏高，带下量多、色黄、有味，夜寐多梦，纳食尚可，大便不爽，舌绛红，苔白干，脉细弦。继以前法，在原方基础上去益母草、三七面、桃仁等止痛、活血、化瘀之品，加茜草炭、赤芍、荷叶、炒薏苡仁，加强行滞化浊之力。

　　柴老师特别强调，用茜草炭而不用茜草，其意取炭求其稳，患者远道而来，时间及经济条件有限，不能短期内复诊，用药时需考虑周全。柴老师嘱患者携此方返贵州故里，连服 20 剂。如有效，可照此服法连服 3 个月经周期，经期方 7 剂，经间期方 21 剂。

　　2003 年 10 月 20 日随访：患者服药 1 个月，月经 8 月 16 日至 20 日，经前淋沥出血 3 天，行经腹痛症状明显减轻，经后 BBT 基线回落，经间期腹痛症状消失，带下正常。依前法再服药 1 个月，月经 9 月 15 至 19 日，经前淋沥出血及腹痛症状消失，月经正常，基础体温基线降至正常（图 2-43）。

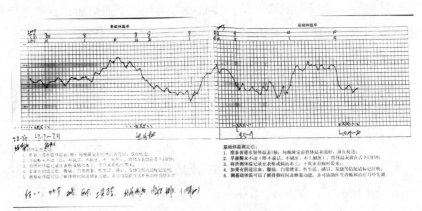

图 2-43　基础体温基线降至正常

　　柴老师云："治疗子宫内膜异位症所致月经失调，要考虑月经周期的生理特点，临证时注意监测患者 BBT，据此周期性用药。"

12. 痛经、月经量少案

　　曲某，女性，30 岁，已婚，未育。初诊日期：2013 年 12 月 31 日。

　　主诉：痛经，月经量少 4 年。

　　现病史：患者以往月经正常，经量中等，无痛经症状。2009 年右侧宫外孕，予 MTX 保守治疗。此后出现痛经，月经量少。2011 年 1 月腹腔镜下行左侧卵巢巧囊（约 4cm 大小）剥除术。2011 年 3 月因左侧宫外孕，腹腔镜下行输卵管开窗取胚术。2012 年 1 月行人工助孕 IVF，取卵 2 个，冷冻卵子 2 个，因子宫内膜薄，未移植；2012 年 8 月取卵 3 个，冷冻卵子 2 个，又因子宫内膜薄，未移植。

刻下症：末次月经 2013 年 12 月 27 日，月经量少（日用卫生巾 2 块）、色暗，痛经（＋），可忍，行经 2 天。纳差，失眠，便干，烦躁。舌绛暗，苔白干，脉弦细。

经孕胎产史：已婚，G2P0，2 次宫外孕。月经 $12\frac{4}{28\sim30}$ 天，量中，色暗红，痛经（－）。目前避孕中。

方药：

柴　胡 5g	野菊花 12g	枳　壳 12g	荷　叶 12g
茵　陈 12g	砂　仁 3g	女贞子 12g	月季花 6g
益母草 12g	川楝子 6g	白梅花 6g	百　合 12g
夏枯草 12g			

20 剂。水煎服，日一剂，分温两服。

二诊：2014 年 2 月 25 日。前次月经 2014 年 1 月 22 日，月经周期 26 天，行经 3 天，痛经症状较前减轻，经量较前增加，经色较前转红。前 BBT 不典型双相。末次月经 2012 年 2 月 18 日，月经周期 27 天，行经 4 天，痛经症状较前减轻，经量较前增加，经色暗红。前 BBT 不典型双相。舌暗红，脉细滑。

方药：

鱼腥草 12g	荷　梗 12g	夏枯草 12g	炒蒲黄 10g
枳　壳 12g	茵　陈 12g	桃　仁 12g	金银花 12g
百　合 12g	大腹皮 12g	丝瓜络 12g	柴　胡 5g
地骨皮 10g	白　芍 12g	菟丝子 12g	

20剂，水煎服，日一剂，分温两服。

三诊：2014年4月8日。末次月经2014年3月18日，月经周期28天，痛经症状再缓解，行经4天，经量较前增加（日用卫生巾7块），经色正常。前BBT为典型双相，上升12天，现BBT上升6天，避孕中。舌暗，苔黄腻，脉细滑。

方药：

野菊花 12g	土茯苓 15g	瞿 麦 6g	炒蒲黄 10g
茜 草 12g	延胡索 10g	荷 梗 10g	丝瓜络 15g
桃 仁 10g	川 芎 5g	百 合 12g	旱莲草 15g
覆盆子 15g	当 归 10g	莲子心 5g	

20剂。水煎服，日一剂，分温两服。

四诊：2014年5月6日。末次月经2014年4月16日，前BBT不典型双相，现BBT高温相。舌暗红，脉细滑。

方药：

北沙参 12g	丹 参 10g	桃 仁 10g	茵 陈 10g
泽 兰 10g	荷 叶 10g	金银花 10g	夏枯草 10g
月季花 6g	苏 木 10g	川 芎 5g	鱼腥草 10g
瞿 麦 6g	益母草 10g	甘 草 5g	

20剂。水煎服，日一剂，分温两服。

五诊：2014年6月24日。前次月经2014年5月16日。末次月经6月15日，BBT典型双相。月经周期30天，经期4天，经量、经色正常，无痛经症状。舌暗，苔干，脉细滑。患者准备7月胚胎移植。

方药：

当 归 10g	首 乌 10g	续 断 12g	月季花 6g
丝瓜络 10g	丹 参 10g	女贞子 12g	桃 仁 10g
杜 仲 12g	蛇床子 3g	砂 仁 3g	茜 草 12g

14剂。水煎服，日一剂，分温两服。

病情分析：患者2009年右侧宫外孕，予MTX保守治疗。此后出现痛经，月经量少。2011年1月腹腔镜下行左侧卵巢巧囊（约4cm大小）剥除术，确诊"子宫内膜异位症"。2011年3月又因左侧宫外孕，腹腔镜下行输卵管开窗取胚术。患者先后2次双侧宫外孕，均采取保守治疗，双侧输卵管情况不乐观，其间尚有一次腹腔镜手术，剥除左卵巢内膜异位囊肿，此后未避孕未孕，说明盆腔环境堪忧。2012年1月行人工助孕，取卵2个，因子宫内膜薄，未移植；2012年8月取卵3个，因子宫内膜薄，未移植，提示患者卵巢功能极其不良。目前患者避孕中，主诉"痛经，月经量少4年"求治。

初诊时患者末次月经2013年12月27日，量少（日用卫生巾2块）、色暗，痛经（＋），可忍，行经2天。纳差，失眠，便干，烦躁。舌绛暗，苔白干，脉弦细。患者4年来身体状况以及情绪处于十分煎熬状态，生活质量极差。

中医诊断：痛经，月经量少。

西医诊断：月经失调，宫外孕术后，子宫内膜异位症术后。

诊疗思路：患者宫外孕后子宫内膜异位囊肿形成，此为湿热毒邪侵袭冲任血海，与血搏结，损伤胞络、胞脉、胞宫，致受精卵无法顺利在胞宫着床。邪伏冲任血海，烁伤阴血，阻遏气血，结聚成癥；经行腹痛，月经量少，先后2次人工助孕（IVF），每次仅取卵2～3枚，且因子宫内膜薄，未移植。依照柴老师"妇科三论"："水库论"，把冲任血海比作水库，月经量少，水库干涸，双侧输卵管妊娠，渠道壅塞不通；"种子论"，将卵子比作种子，人工助孕取卵两次，共取卵4～5枚，种子匮乏；"土地论"，把子宫比作土地，子宫内膜菲薄，无法移植，土地贫瘠。

初诊时患者末次月经2013年12月27日，量少（日用卫生巾2块）、色暗，痛经（＋），可忍，行经2天。纳差，失眠，便干，烦躁。舌绛暗，苔白干，脉弦细。提示患者当前状态为阴虚血亏，气滞血瘀，肝郁肾虚。

辨证：邪伏冲任，气滞血瘀，肝郁肾虚。

治法：清解伏邪，理气活血，疏肝益肾。

首诊患者正值经后，柴老师拟清解伏邪、理气活血、疏肝益肾之法，方中野菊花、茵陈、夏枯草、荷叶，清解伏邪；枳壳、川楝子、砂仁、益母草、月季花，理气活血；柴胡、白梅花、女贞子疏肝益肾。百合为佐，清热养阴。

二诊患者痛经及月经量少等症好转，继以前法，于方中加入地骨皮、白芍清热养阴，顾护阴血。三诊、四诊后患者痛经及月经量少症状明显改善。五诊患者表示准备胚胎移植，予以益肾养血方为移植做准备。

治疗结果：患者经过五诊、6个月中药治疗，BBT 明显改善（图 2-44），说明卵巢功能趋于正常；痛经症状消失，表明子宫内膜异位症病情得到有效控制；月经量逐渐增多，冲任血海之血气渐复。

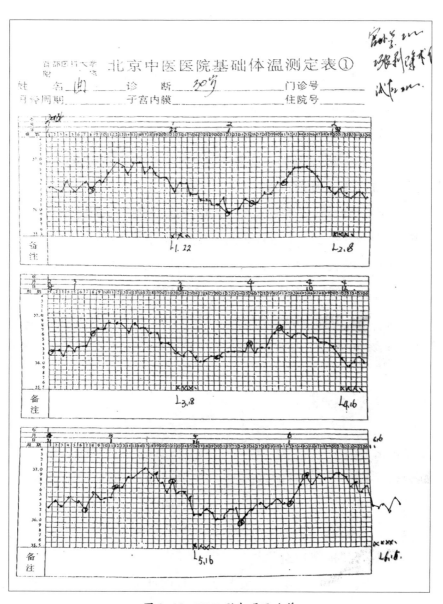

图 2-44 BBT 形态明显改善

13. 癥瘕、不孕案

刘某，女性，32 岁，已婚，未育。初诊日期：2003 年 6 月 24 日。

主诉：痛经 18 年，不孕 7 年。

现病史：患者 14 岁初潮，至今 18 年，一直痛经，每逢经期腹痛 1 天，初期可忍，偶服止痛药，近半年以来痛经症状加重，影响正常工作、生活，痛经时需服止痛药。结婚 7 年，未避孕未孕。

刻下症：纳食尚可，睡眠良好，二便正常，舌暗红，脉细滑。末次月经 6 月 17 日至 6 月 24 日，痛经 3 天，服止痛药 1 天，月经量多、色红。

经孕胎产史：$14\frac{7}{30}$ 天，痛经（＋），已婚 7 年，G0P0，未避孕。

辅助检查：2003 年 5 月 11 日查 CA-125 182U/mL。

B 超：子宫 4.9cm×4.0cm×4.3cm，回声正常，右侧卵巢 3.7cm×3.1cm，可见直径 2.4cm 囊肿，内见点状回声，左卵巢 3.0cm×2.3cm，未见异常回声。

超声提示：右卵巢巧囊。

方药：

金银花 15g	连　翘 12g	茜草炭 10g	野菊花 10g
夏枯草 12g	生牡蛎 20g	内　金 10g	炒薏苡仁 15g
香　附 10g	阿胶珠 10g	益母草 10g	桂　枝 2g

21 剂。水煎服，日一剂，分温两服。

医嘱：服药期间暂时避孕。

二诊：2003 年 7 月 14 日。患者 BBT 上升 11 天，纳可，下腹胀，二便调。舌暗红，脉沉滑。

方药：

金银花 15g	连　翘 12g	寄　生 20g	川楝子 10g
酒白芍 12g	生　草 6g	萹　蓄 10g	炒薏苡仁 15g

香　附 10g　　　益母草 10g　　　三七面 3g^{（分冲）}

14 剂。水煎服，日一剂，分温两服。

医嘱：见月经服三七面 1.5g，冲服，日 2 次。月经第 5 天开始服汤药，排卵期试孕。

三诊：2003 年 12 月 22 日。患者服药 3 个疗程，痛经症状消失，继续服药 3 个疗程，复查 B 超示右卵巢巧囊消失。BBT 基线降低至正常。末次月经 2003 年 12 月 14 日，前 BBT 不典型双相，现 BBT 单相。纳可，二便调。舌暗红，脉细滑。

方药：

菟丝子 20g　　覆盆子 10g　　椿　皮 15g　　黄　芩 10g

北沙参 20g　　柴　胡 5g　　白　芍 12g　　百　合 12g

旱莲草 15g　　金银花 12g

14 剂。水煎服，日一剂，分温两服。

病情分析：患者痛经 18 年，不孕 7 年，CA-125 升高，B 超提示右卵巢巧囊。根据临床症状、病史、检查，诊断为：子宫内膜异位症，原发不孕症。证属中医学"癥瘕""全无子"范畴，临床虽然是属于两个病证，但是这两者之间是有着因果关系的。患者近半年来痛经症状加重，B 超提示右卵巢巧囊形成。CA-125 182U/mL 指标较高，提示目前子宫内膜异位症病情进展中，需积极治疗。

中医诊断：癥瘕，不孕症。

西医诊断：子宫内膜异位症，原发不孕症。

诊疗思路：柴老师临床先从治疗子宫内膜异位症入手，待衰其大半，子宫内膜异位症病情得到较好控制后，尽快过渡到治疗不孕症，临床疗效证明这种治疗思路效果事半功倍。

辨证：邪伏冲任，结聚成癥，阻滞胞络。

治法：清热解毒，化瘀除湿，散结消癥。

初诊患者末次月经 6 月 17 日，现正好是月经间期，故治疗以解毒热、化湿浊、祛瘀滞、散结聚为主。柴老师特别向我们指出方中桂枝和阿胶珠的用意。桂枝辛温，在方中既是味佐药，又有发散温化之效。而阿胶珠与益母草相配，在活血化瘀中养血，是个伏笔，为以后治疗不孕打基础。再诊，患者 BBT 上升 11 天为经前，此时予以经期方。柴老师在经期方中用寄生，既补肾，又无留邪之患。依此方案连续服用 3 个月。患者经治疗 6 个疗程后，子宫内膜异位症已近期痊愈，进入不孕症的治疗，积极备孕。

治疗结果：2004 年 8 月 2 日追访患者，再服药 3 个疗程后怀孕，已孕 15 周。

14. 子宫内膜异位症原发不孕案

王某，女性，33 岁，已婚，未育。初诊日期：2013 年 2 月 19 日。

主诉：已婚 9 年，未避孕 7 年未孕。

现病史：患者 2004 年结婚，自 2006 年至今未避孕未孕。2008 年 9 月行双侧输卵管造影，右侧输卵管形态僵硬，造影剂外溢，右侧盆腔造影剂弥散极少；左侧输卵管未见充盈，左侧盆腔造影剂未弥散。

超声提示：左侧输卵管不通，右侧输卵管通而不畅。2009 年 2 月行腹腔镜手术，术中行盆腔子宫内膜异位病灶烧灼术 + 双侧输卵管通液术。术后诊断：①盆腔子宫内膜异位症；②原发性不孕症。术后积极试孕未果。爱人精液 a+b：20% ～ 30%。2011 年至 2012 年先后 5 次人工授精失败；2012 年 6 月做试管婴儿，促排后取卵失败。

刻下症：患者末次月经 2013 年 2 月 1 日，行经 7 天，量少、色暗红、血块黑红，痛经 5 天，服止痛药 3 天。前次月经 2013 年 1 月 8 日。平素腹痛隐隐，坐卧不安，情绪时而焦躁烦急，时而抑郁低落，纳谷无味，大便不调，夜寐多梦。舌红，苔白干，脉细弦。

经孕胎产史：结婚 9 年，G0P0。$12\frac{5\sim7}{23\sim25}$ 天，痛经（+++）。

既往病史：2009 年 2 月腹腔镜手术史。

辅助检查：2013 年 2 月 2 日查女性激素：FSH 13.5mIU/mL，LH 4mIU/mL，E_2 47pg/mL，PRL 7.0μIU/mL，P 0.5ng/mL，T 0.18ng/mL。

方药：

北沙参 15g	地骨皮 10g	阿胶珠 12g	萆薢 12g
川芎 5g	荷梗 12g	丝瓜络 10g	夏枯草 12g
月季花 6g	合欢皮 12g	茜草 12g	远志 3g

14 剂。水煎服，日一剂，分温两服。

医嘱：测 BBT。

二诊：2013 年 3 月 5 日。患者末次月经 2 月 25 日，行经 7 天，经量少、血块多，痛经 5 天，服止痛药 3 天。现月经第 9 天，自觉腹痛隐隐，焦躁烦急，纳谷无味，大便不调，夜寐多梦。BBT 未测。舌红，苔白干，脉细弦。

2 月 28 日复查女性激素：FSH 27.2mIU/mL，LH 9.2mIU/mL，E_2 35pg/mL。

方药：

北沙参 15g	玉竹 10g	石斛 10g	丹参 10g
月季花 6g	桃仁 10g	茵陈 10g	女贞子 15g
生甘草 10g	覆盆子 10g	车前子 10g	川芎 5g

14 剂。水煎服，日一剂，分温两服。

医嘱：患者静心毋躁；测 BBT。

三诊：2013 年 4 月 2 日。末次月经 3 月 24 日，经量较前增多，行经 7 天，痛经 5 天，疼痛较前缓解，服止痛药 2 天。前次月经 2 月 25 日，本次月经周期 27 天，BBT 不典型双相。情绪较前平复，纳可，便调，寐多梦。舌暗红，苔白干，脉细滑。

方药：

枸杞子 15g	茵陈 10g	丹参 10g	地骨皮 10g

夏枯草 10g	月季花 6g	桃　仁 10g	百　合 10g
枳　壳 10g	金银花 10g	益母草 10g	菟丝子 15g
三　棱 10g	玉　竹 10g		

14 剂。水煎服，日一剂，分温两服。

四诊：2013 年 4 月 23 日。末次月经 4 月 21 日，现月经第 3 天，痛经 3 天，经量中、色暗红、有块，服止痛药 1 天。月经周期 28 天，BBT 不典型双相。烦躁，潮热，失眠，大便略干。舌暗红，苔白干厚，脉细弦滑。

方药：

北沙参 15g	砂　仁 5g	枳　壳 10g	茵　陈 10g
绿萼梅 6g	夏枯草 10g	浙　贝 10g	青　蒿 6g
车前子 10g	旱莲草 12g	三　棱 10g	香　附 10g

14 剂。水煎服，日一剂，分温两服。

医嘱：月经第 5 天开始服药。

五诊：2013 年 5 月 21 日。末次月经 5 月 19 日，现月经第 3 天，量中，痛经 2 天，未服止痛药。月经周期 28 天，BBT 不典型双相。舌红，苔干，脉细滑。

方药：

太子参 12g	何首乌 10g	川　断 15g	月季花 6g
女贞子 15g	桃　仁 10g	茵　陈 10g	砂　仁 5g
夏枯草 10g	百　合 10g	茯　苓 10g	菟丝子 15g

14 剂。水煎服，日一剂，分温两服。

六诊：2013 年 6 月 25 日。末次月经 6 月 14 日，行经 6 天，经量中等、色红，腹痛隐隐，未服止痛药。心情烦闷欲哭，燥热失眠，贪凉，便干溲赤，不思饮食，BBT 不典型双相。舌红，苔干，脉细弦滑。

方药：

北沙参 15g	莲子心 3g	茵　陈 10g	地骨皮 10g

黄　芩 6g　　　荷　叶 10g　　　白茅根 10g　　　女贞子 15g

菟丝子 15g　　浮小麦 12g　　　杜　仲 10g　　　车前子 10g

川　芎 5g

14 剂。水煎服，日一剂，分温两服。

七诊：2013 年 7 月 23 日。末次月经 7 月 11 日，经量中等，经行 6 日，腹痛隐隐可忍。BBT 不典型双相，情绪较前明显好转，饮食、二便、睡眠改善。舌暗红，苔白略干，脉细弦滑。

2013 年 7 月 12 日复查女性激素：FSH 24mIU/mL；LH 6mIU/mL，E_2 12pg/mL，PRL 86μIU/mL，P 0.2ng/mL，T 0.25ng/mL。

方药：

车前子 10g　　当　归 10g　　　阿胶珠 12g　　　旱莲草 12g

川　断 12g　　地骨皮 10g　　　荷　叶 12g　　　青　蒿 6g

玉　竹 12g　　月季花 6g　　　　柴　胡 3g　　　茜草炭 12g

金银花 10g　　夏枯草 12g

14 剂。水煎服，日一剂，分温两服。

八诊：2013 年 9 月 10 日。停药 1 个月，末次月经 8 月 25 日，经量中等，经行 6 日，腹痛隐隐可忍。前次月经 8 月 4 日，前 BBT 不典型双相（图 2-45）。纳可，便调，寐安，舌暗，脉细滑。

方药：

阿胶珠 12g　　枸杞子 12g　　　旱莲草 12g　　　当　归 6g

何首乌 6g　　白　术 6g　　　　川　断 12g　　　荷　叶 12g

月季花 6g　　泽　兰 6g　　　　合欢皮 12g　　　杜　仲 12g

14 剂。水煎服，日一剂，分温两服。

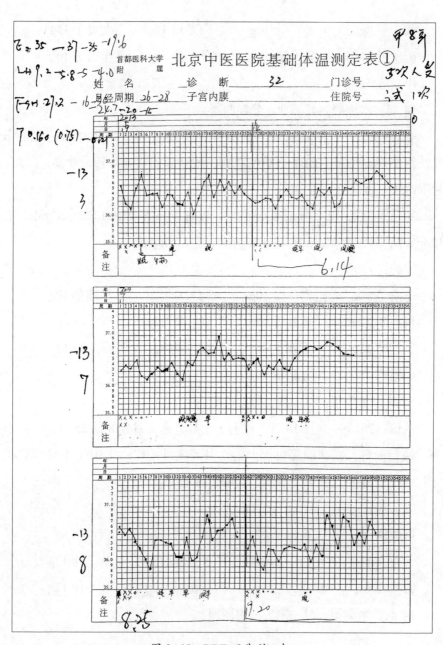

图 2-45　BBT 不典型双相

九诊：2013 年 11 月 5 日。末次月经 10 月 15 日，经量中等，经行 6 日，腹痛未作。前 BBT 不典型双相，现已上升 5 天。纳可，便调，寐安。舌暗红，苔白干，脉细滑。

辅助检查：2013 年 10 月 16 日女性激素：FSH 10.7mIU/mL，LH 2.9mIU/mL，E_2 18.0pg/mL。

方药：

北沙参 15g	当　归 10g	茜草炭 12g	生甘草 3g
玉　竹 10g	地骨皮 10g	女贞子 15g	月季花 6g
枳　壳 10g	大腹皮 10g	丹　参 10g	川　芎 3g
蛇床子 3g	菟丝子 15g	瞿　麦 6g	

14 剂。水煎服，日一剂，分温两服。

医嘱：待月经后开始服药。

十诊：2013 年 12 月 17 日。末次月经 12 月 5 日，前次月经 11 月 9 日，行经 7 日，腹痛未作。BBT 不典型双相（图 2-46），现 BBT 单相，尚未排卵。纳可，便调，寐安。舌暗，苔干，脉弦滑。

方药：

北沙参 15g	石　斛 12g	瞿　麦 6g	车前子 10g
桃　仁 12g	茵　陈 12g	金银花 12g	槐　花 6g
三　棱 12g	菟丝子 12g	路路通 12g	香　附 6g

14 剂。水煎服，日一剂，分温两服。

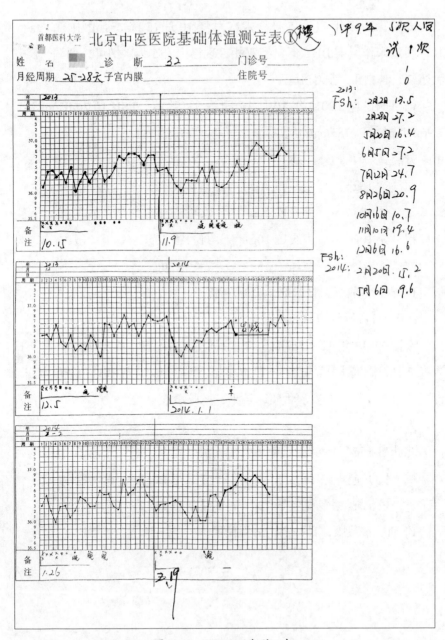

图 2-46　BBT 不典型双相

十一诊：2014年3月4日。患者2014年1月至2月停药，前次月经1月26日，末次月经2月19日，BBT波动明显，月经提前，现BBT上升4天。纳可，便调，寐安。舌暗，苔白，脉细滑。

方药：

北沙参15g	熟　地10g	茵　陈12g	合欢皮12g
郁　金6g	桃　仁12g	夏枯草12g	杜　仲12g
元　胡12g	白　芍12g	金银花12g	生甘草6g
生麦芽12g	当　归6g		

14剂。水煎服，日一剂，分温两服。

医嘱：待月经后开始服药。

十二诊：2014年4月7日。末次月经3月15日，前BBT不典型双相，现BBT上升8天（图2-47）。纳可，便调，寐安。舌暗，脉细滑。

方药：

何首乌10g	当　归10g	川　断15g	丝瓜络15g
桑　枝10g	女贞子15g	白　术10g	玉　竹10g
郁　金6g	月季花6g	绿萼梅6g	合欢皮10g
山茱萸10g	荷　叶10g	枳　壳10g	佩　兰3g

14剂。水煎服，日一剂，分温两服。

医嘱：待月经后开始服药。

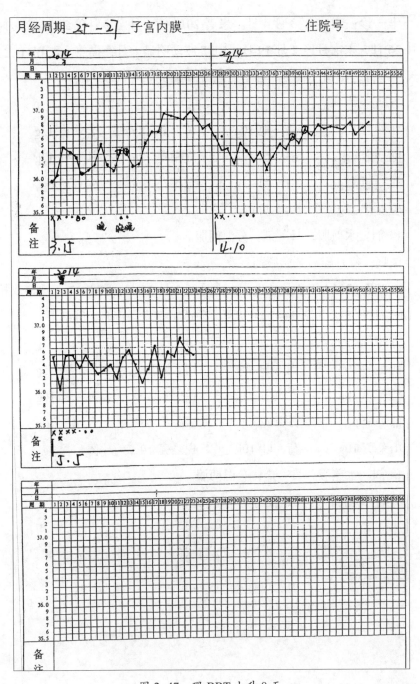

图 2-47　现 BBT 上升 8 天

十三诊：2014 年 5 月 27 日。末次月经 5 月 5 日，前 BBT 近典型双相，现 BBT 上升 7 天。纳可，便调，寐安。舌暗，脉细滑。

2014 年 5 月 8 日复查女性激素：FSH 19.6mIU/mL，LH 4.0mIU/mL，E_2 30pg/mL。

方药：

北沙参 15g	月季花 6g	白　术 10g	川　芎 5g
泽　泻 10g	浙贝母 10g	金银花 10g	桃　仁 10g
炒槐花 5g	生甘草 5g	玉　竹 10g	郁　金 6g
女贞子 15g	瞿　麦 10g		

14 剂。水煎服，日一剂，分温两服。

医嘱：待月经后开始服药。

十四诊：2014 年 6 月 24 日。末次月经 6 月 1 日。现 BBT 已上升 11 天。舌暗，脉细滑。

方药：

枸杞子 12g	当　归 10g	川　断 12g	夏枯草 10g
月季花 6g	荷　叶 10g	川　芎 5g	桃　仁 10g
生牡蛎 15g	茵　陈 10g	益母草 10g	川楝子 6g
菟丝子 15g	瞿　麦 10g	广木香 3g	

14 剂。水煎服，日一剂，分温两服。

医嘱：待月经后开始服药。

十五诊：2014 年 8 月 5 日。末次月经 7 月 20 日，前 BBT 不典型双相。前次月经 6 月 25 日，经量偏少、色暗红，腹痛隐隐。目前 BBT 上升 5 天（图 2-48）。纳可，便调，寐安。舌暗红，脉沉细。

方药：

太子参 12g	桃　仁 10g	地骨皮 10g	生甘草 5g
金银花 12g	浙贝母 10g	月季花 6g	茵　陈 12g

夏枯草 12g　　　桂　枝 2g　　　熟　地 10g　　　玉　竹 10g

三　棱 10g

14 剂。水煎服，日一剂，分温两服。

医嘱：待月经后开始服药。

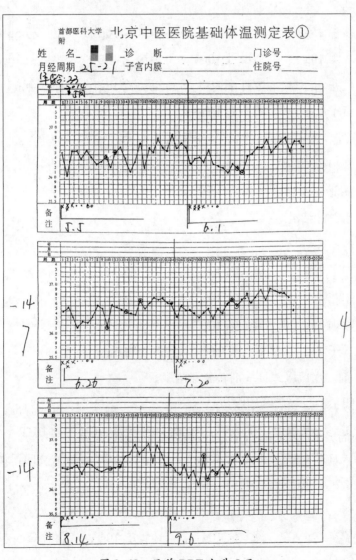

图 2-48　目前 BBT 上升 5 天

十六诊：2014 年 9 月 16 日。末次月经 9 月 6 日，前 BBT 不典型双相。前次月经 8 月 14 日。现 BBT 单相，纳可，便调，寐安。舌暗，脉沉细滑。

2014 年 8 月 15 日复查女性激素：FSH 17mIU/mL，LH 4.0mIU/mL，E_2 14pg/mL。

方药：

北沙参 15g	川 芎 5g	熟 地 10g	石 斛 10g
茜 草 10g	桃 仁 10g	金银花 10g	大腹皮 10g
合欢皮 10g	生麦芽 10g	月季花 6g	女贞子 15g
泽 泻 6g	天 冬 10g		

20 剂。水煎服，日一剂，分温两服。

医嘱：先服药 10 剂，月经后再服 10 剂。

十七诊：2014 年 10 月 28 日。末次月经 10 月 20 日，前次月经 9 月 27 日，BBT 不典型双相。纳可，便调，寐安。舌暗红，脉细滑。

2014 年 10 月 21 日复查女性激素：FSH 15mIU/mL，LH 3.36mIU/mL，E_2 34pg/mL。

方药：

当 归 10g	泽 兰 10g	牡丹皮 10g	女贞子 15g
夏枯草 10g	白 术 10g	何首乌 6g	茵 陈 10g
百 合 10g	蛇床子 3g	茜 草 10g	郁 金 6g

14 剂。水煎服，日一剂，分温两服。

十八诊：2014 年 11 月 18 日。末次月经 11 月 9 日，量中等，经行 8 天，前 BBT 单相（图 2-49）。纳可，便调，寐安。舌暗，苔白干，脉细滑数。

方药：

太子参 12g	茵 陈 12g	野菊花 12g	荷 梗 12g

延胡索 10g   丝瓜络 10g   川　芎 3g   茜　草 10g

瞿　麦 6g   仙鹤草 10g   土茯苓 12g   百　合 10g

三七面 3g^{（冲服）}

14 剂。水煎服，日一剂，分温两服。

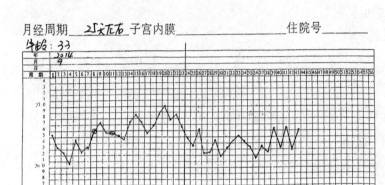

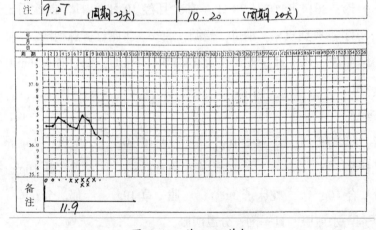

图 2-49　前 BBT 单相

病情分析：患者已婚 9 年不孕，月经提前，痛经。输卵管造影：右侧输卵管通而不畅，左侧输卵管不通。腹腔镜诊断：子宫内膜异位症。术后积极试孕未果，人工授精 5 次均失败，试管 1 次未取出卵子。患者月经提前，痛经加重，情绪焦躁郁闷。理化检查：E_2 降低，FSH 升高，卵巢功能下降。患者腹腔镜手术、多次人工授精术、试管人工助孕等，长期消耗，导致精神压力很大。双侧输卵管不通畅，卵巢功能极度不良，预示治疗疗程会很漫长。

中医诊断：痛经，不孕症。

西医诊断：子宫内膜异位症，原发不孕症。

诊疗思路：此乃肾气亏虚，肾阴耗竭之征，邪伏冲任血海，耗血伤阴，日久结聚，胞络阻滞之象。

辨证：邪伏冲任，肾虚血瘀，胞络阻滞。

治法：清热解毒，补肺启肾，化瘀行滞。

柴老师创"补肺启肾"之法，源于五行肺肾母子相生关系，意在通过补益肺之气阴，发挥肺之宣发肃降的气化功能，使"金水相生"以达启复委顿的肾气之效。对于妇科久病重疴，肾气萎惰、肾水枯涸、生机难复之候，另辟蹊径，或可挽救。柴老师在临证时一再强调，面对复杂难治之病证，要发挥超常的思辨，力破难题。

治疗结果：痛经症状缓解，子宫内膜异位症病情得到控制，原发不孕症未治愈。

2017年追访，患者2017年2次试管，分别取卵2个、3个，共配成3个，移植1次失败。患者表示服中药调理后再做试管。

柴老师云："越是难治之症越能激发吾之斗志，不抛弃，不放弃。"

15. 不孕、巧囊剥除术后案

项某，女性，31岁，已婚，未育。初诊日期：2014年11月8日。

主诉：已婚5年，不孕；双侧巧囊剥除术后。

现病史：患者结婚5年，未避孕未孕。2012年2月行腹腔镜下双侧巧囊剥除术，术后月经周期提前，20天一行，经量偏多，行经腹痛，近一年来痛经症状进行性加重。2014年3月B超检查提示：子宫腺肌瘤，双侧输卵管积水，巧囊复发。再行腹腔镜手术：巧囊剥除术＋双侧输卵管结扎术。查 CA-125 升高。2014 年 6 月做试管婴儿，取卵 1 枚，不成熟。

刻下症：纳可，多梦，盗汗，潮热，带下可，末次月经 2014 年 10 月 22 日，量多，痛经，行经 6 天。舌淡红，脉细滑。

经孕胎产史：已婚 5 年，G0P0，未避孕，未孕。月经 $\frac{5\sim6}{30}$ 天，量多，痛经（＋）。双侧输卵管结扎。

辅助检查：2014 年 10 月查女性激素 FSH 27mIU/mL，LH 3mIU/mL，E_2 11pg/mL。

方药：

太子参 12g	茵　陈 12g	桃　仁 10g	百　合 12g
钩　藤 10g	冬瓜皮 30g	川　断 15g	白　术 10g
浙　贝 10g	枸杞子 15g	荷　叶 15g	菊　花 12g
川　芎 5g			

14 剂。水煎服，日一剂，分温两服。

二诊：2014 年 12 月 27 日。前次月经 2014 年 11 月 16 日经期恶心，呕吐，腹泻，行经 5 天，痛经 3 天；末次月经 2014 年 12 月 12 日，行经 6 天，恶心腹痛 1 天，呕吐、腹泻未作，前 BBT 不典型双相，月经周期 26 天。纳可，便调，夜寐多梦、潮热汗出症状消失。舌淡红，脉细滑。

2014 年 12 月 15 日查女性激素：E_2 26.00pg/mL，P 0.76ng/mL，PRL 17.92ng/mL，FSH 39.95mIU/mL，LH 10.84mIU/mL，T 0.33ng/mL。2014 年 12 月 15 日查 CA-125 64.10U/mL。2014 年 12 月 9 日 B 超（图 2-50）：子宫前倾位，大小约 7.7cm×6.0cm×4.3cm；子宫内膜增厚，约 1.6cm；子宫后壁可见 2.5cm×1.5cm 不均质中低回声团，边界清；左卵巢 2.4cm×1.3cm；右卵巢 2.0cm×1.3cm；双附件未见明显占位。盆腔可见深约 1.2cm 游离液体。提示：①子宫内膜增厚；②子宫肌瘤或腺肌瘤；③盆腔积液。

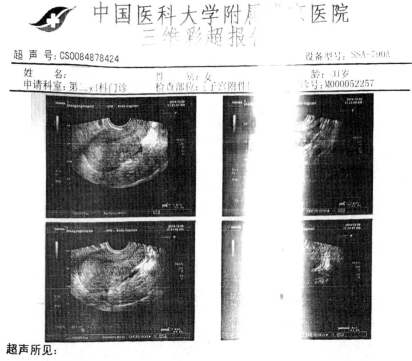

超声所见：

急诊超声检查：
子宫前倾位，大小约7.7x6.0x4.3cm，子宫内膜约0.6cm。宫区回声略粗
糙，后壁壁见2.5x1.5cm不均质中低回声团，边界清楚。
左卵巢大小约2.4x1.3cm，右卵巢大小约2.0x1.5cm
双附件区夫见明显占位性病变。
盆腔可见深约1.2cm游离液体。

超声提示：

1. 子宫内膜增厚。
2. 宫区低回声团，注意子宫肌瘤或腺肌瘤。
3. 盆腔积液。

图2-50 2014年12月9日B超

方药：

当 归 10g	桂 枝 2g	首乌藤 15g	黄 精 15g
白 术 10g	龙眼肉 12g	夏枯草 12g	茯 苓 12g
荷 叶 12g	川 断 15g	车前子 10g	木 香 3g

荔枝核 5g

20 剂。水煎服，日一剂，分温两服。

三诊：2015 年 3 月 7 日。末次月经 2015 年 2 月 23 日，前 BBT 不典型双相，经期腹痛缓解，前次月经 2015 年 1 月 5 日。纳可，便调，多梦。舌淡红，脉细滑。

方药：

柴 胡 5g	川 断 15g	杜 仲 10g	白 术 10g
川 芎 5g	当 归 10g	荷 叶 10g	夏枯草 12g
浙 贝 10g	生牡蛎 15g	鱼腥草 15g	菟丝子 15g
郁 金 6g	益母草 10g		

40 剂。水煎服，日一剂，分温两服。

另：三七粉 1.5g，日 2 次，月经期冲服。

四诊：2015 年 5 月 9 日。末次月经 2015 年 4 月 24 日前 BBT 不典型双相，前次月经 2015 年 3 月 7 日，痛经未作，纳可便调，夜寐多梦。舌淡红，脉细滑。

2015 年 5 月 5 日 B 超检查（图 2-51）：子宫大小 4.2cm×3.8cm×4.6cm，内膜厚 0.7cm，子宫壁可见 0.9cm×0.7cm 的低回声结节，宫颈纳囊，直径 0.3cm，右卵巢 2.3cm×1.6cm 内见 1 个卵泡，左卵巢 2.6cm×1.4cm，内见 3 个卵泡。提示：①子宫壁低回声结节；②宫颈纳囊。

彩色多普勒超声报告单

姓 名:	性 别:女	龄：32岁
检查号:I201505050514	检查部位：盆腔	科室：妇科门诊
住院号:	病 床:	期：2015-5-5

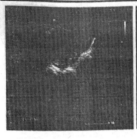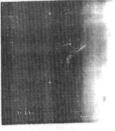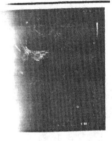

超声所见：

子宫体大小：4.2x3.8x4.6cm，宫内膜厚0.7cm，宫颈正常大，内见直径0.3cm无回声区。
右侧卵巢大小:2.3x1.6cm，内见0.9x0.8cm卵泡。
左侧卵巢大小:2.6x1.4cm，内见0.9x0.9cm（形整），0.7x0.5cm，0.7x0.4cm卵泡。

x0.7cm低回声结节。

月经第12天

超声提示：
子宫壁低回声结节 动态观察
宫颈那囊

图 2-51 2015 年 5 月 5 日 B 超检查

2015 年 3 月 28 日查女性激素：E_2 29.00pg/mL，P 0.81ng/mL，PRL 21.65ng/mL，FSH 28.40mIU/mL，LH 12.38mIU/mL，T 0.16ng/mL。2015 年 3 月 28 日查：CA-125 18.80U/mL。

方药：

枸杞子 15g	当　归 10g	桃　仁 10g	泽　兰 10g
丝瓜络 15g	茜　草 12g	龙眼肉 12g	三　棱 10g
旱莲草 15g	黄　精 10g	杜　仲 10g	菟丝子 15g
白　术 10g			

20 剂。水煎服，日一剂，分温两服。

另：三七粉 1.5g，日 2 次，月经期冲服。

患者准备择期再做试管婴儿，人工助孕。

病情分析：患者不孕症，5 年，试管婴儿人工助孕，仅取卵 1 枚，且不成熟，无法受精。检查女性激素：FSH 27mIU/mL，LH 3mIU/mL，E_2 11pg/mL。患者出现潮热汗出等症状，提示患者卵巢功能衰竭，肾虚血瘀。患者 2012 年 2 月腹腔镜下行双侧巧囊剥除术，术后月经周期提前，20 天一行，量偏多，行经腹痛，近一年来痛经症状进行性加重。2014 年 3 月 B 超检查提示：子宫腺肌瘤，双侧输卵管积水，巧囊复发。再行腹腔镜手术：巧囊剥除术 + 双侧输卵管结扎术。查 CA-125 升高。提示子宫内膜异位症仍然活跃，邪伏冲任为患。

中医诊断：癥瘕、不孕症。

西医诊断：子宫内膜异位症、原发不孕症。

诊疗思路：根据患者邪伏冲任、肾虚胞阻之证，治疗以清热除湿、化瘀行滞、益肾调经为治。

辨证：邪伏冲任，肾虚胞阻。

治法：清热除湿，化瘀行滞，益肾调经。

治疗结果：患者经五诊 6 个月中药治疗，痛经症状缓解，月经周期恢复正常，BBT 典型双相。CA-125 指标正常，女性激素 6 项指标好转。

追访时未联系到该患者。

16.继发不孕、癥瘕案

张某，女性，32 岁，已婚，未育。初诊日期：2008 年 10 月 21 日。

主诉：继发不孕 3 年，伴有痛经。

现病史：患者 2004 年结婚，2005 年 2 月孕 8 周胎停育，行清宫术，术后痛经症状加重。2005 年 8 月开始未避孕，至今 3 年不孕。2006 年 B 超检查提示：双侧卵巢囊肿，子宫腺肌症。于 B 超下行囊肿穿刺术确诊为：子宫内膜异位囊肿。2007 年 10 月和 2008 年 9 月人工助孕试管婴儿，均失败。

刻下症：末次月经 2008 年 10 月 16 日，量少、色暗，痛经（++），行经 5 日。纳可便调，夜寐多梦。舌暗，苔白腻，脉细滑。

经孕胎产史：已婚 4 年，G1P0，2005 年 2 月胎停育 1 次。月经 $\frac{5}{25}$ 天，量中，痛经（+）。

辅助检查：2006 年 B 超：子宫腺肌症，卵巢囊肿 - 穿刺为巧囊。2006 年输卵管造影：左侧输卵管伞端粘连，右侧通畅。

2008 年 2 月 21 日查女性激素：E_2 36pmol/L，FSH 8.73IU/L，LH 2.43mIU/mL。

方药：

当　归 10g	川　芎 3g	阿胶珠 10g	续　断 15g
月季花 5g	生甘草 3g	鸡内金 6g	枳　壳 10g
合欢皮 10g	金银花 12g	瞿　麦 6g	桑寄生 20g

20 剂。水煎服，日一剂，分温两服。

医嘱：夫妻双方检查胎停育原因。

二诊：2009 年 1 月 13 日。末次月经 2008 年 12 月 30 日，量少，行经

6 天，痛经（＋）。纳可，便调，夜寐多梦。舌暗淡，苔白，脉细滑。

方药：

车前子 10g	龙眼肉 15g	丝瓜络 10g	川　芎 5g
薏苡仁 12g	百　合 10g	泽　兰 10g	续　断 15g
菟丝子 15g	仙灵脾 10g	红　花 6g	

20 剂。水煎服，日一剂，分温两服。

医嘱：服 10 剂，月经后再服 10 剂。

三诊： 2009 年 2 月 10 日。末次月经 2009 年 1 月 23 日，行经 6 天，量少、色暗，痛经（＋）。纳可，便调，夜寐多梦。前 BBT 不典型双相，现 BBT 上升 4 天。舌暗，脉细滑。

方药：

覆盆子 12g	首　乌 10g	远　志 5g	大腹皮 10g
女贞子 15g	炒白术 10g	薏苡仁 20g	续　断 20g
当　归 10g	月季花 6g	益母草 10g	蛇床子 3g

20 剂。水煎服，日一剂，分温两服。

医嘱：月经第 5 天服药。

四诊： 2009 年 3 月 24 日。末次月经 2009 年 3 月 13 日，前次月经 2 月 18 日，经量增多，经色暗红，痛经症状减轻。前 BBT 双相，现 BBT 单相。纳可，便调，寐安。舌嫩淡，脉细滑。

方药：

首　乌 10g	阿胶珠 12g	川　芎 5g	桑寄生 20g
女贞子 20g	莱菔子 10g	茯　苓 10g	月季花 6g
车前子 10g	金银花 12g	茵　陈 12g	延胡索 10g
三七面 3g（冲服）			

14 剂。水煎服，日一剂，分温两服。

医嘱：三七面 1.5g（冲服）日 2 次，经期服。

五诊：2009 年 4 月 14 日。末次月经 2009 年 4 月 10 日，经量正常，痛经症状再减。现 BBT 单相。纳可，便调，寐安。舌暗，苔白，脉细滑。

方药：

太子参 12g	枸杞子 15g	山　药 12g	地骨皮 12g
香　附 10g	旱莲草 15g	川　芎 5g	郁　金 6g
菟丝子 12g	车前子 10g	三　棱 10g	巴戟天 3g

30 剂。水煎服，日一剂，分温两服。

医嘱：先服 20 剂，月经后再服 10 剂。

六诊：2009 年 5 月 19 日。末次月经 2009 年 5 月 1 日，痛经症状较前减轻。BBT 上升 8 天。纳可，便调，寐安。舌暗红，脉沉滑。

方药：

阿胶珠 12g	川　芎 5g	香　附 10g	酒白芍 10g
夏枯草 10g	益母草 10g	首　乌 10g	女贞子 15g
远　志 6g	杜　仲 10g	乌　药 6g	桑寄生 15g

20 剂。水煎服，日一剂，分温两服。

医嘱：月经第 1 天开始服。

七诊：2009 年 6 月 23 日。末次月经 2009 年 6 月 17 日，前次月经 2009 年 5 月 23 日，经量、经色正常，痛经未作。前 BBT 不典型双相，近日感冒，咽痛。舌暗红，脉细滑。

方药：

车前子 10g	石　斛 15g	天　冬 10g	金银花 10g
阿胶珠 15g	枳　壳 10g	茵　陈 10g	扁　豆 10g
玉蝴蝶 3g	川　芎 5g	玉　竹 15g	女贞子 20g
三　棱 10g	瞿　麦 6g		

20 剂。水煎服，日一剂，分温两服。

八诊：2009 年 7 月 28 日。末次月经 2009 年 7 月 15 日，经量、经色

正常，痛经未作。现 BBT 单相，纳可，便调，夜寐多梦。舌暗红，苔白，脉细滑。

方药：

菟丝子 15g	当　归 10g	地骨皮 10g	女贞子 20g
香　附 10g	广木香 3g	续　断 15g	阿胶珠 12g
百　合 12g	浮小麦 20g	益母草 10g	

20 剂。水煎服，日一剂，分温两服。

九诊：2009 年 8 月 25 日。末次月经 2009 年 8 月 14 日，月经周期正常，痛经未作。前 BBT 不典型双相，现 BBT 单相。舌暗淡红，脉细滑。

方药：

北沙参 15g	丹　参 10g	玉　竹 10g	地骨皮 10g
夏枯草 10g	白梅花 10g	旱莲草 12g	柴　胡 5g
月季花 6g	桃　仁 10g	女贞子 20g	桑　椹 15g

20 剂。水煎服，日一剂，分温两服。

十诊：2009 年 9 月 29 日。末次月经 2009 年 9 月 16 日，痛经未作。前次月经 2009 年 8 月 14 日，BBT 近典型双相，平稳。舌暗，脉细弦。

方药：

车前子 10g	杜　仲 10g	菟丝子 15g	川　芎 5g
桃　仁 12g	茵　陈 10g	白梅花 10g	熟　地 10g
百　合 10g	地骨皮 10g	金银花 12g	枸杞子 12g
三　棱 10g			

14 剂。水煎服，日一剂，分温两服。

十一诊：2009 年 12 月 8 日。患者停药试孕，末次月经 2009 年 11 月 6 日，BBT 平稳上升 18 天，尿酶免（＋）。患者家属代诉，纳可，便调，多梦。

方药：

菟丝子 20g	黄　芩 10g	旱莲草 12g	苎麻根 6g

侧柏炭 12g　　　山　药 12g　　　炒白术 10g　　　椿　皮 3g

莲　须 15g　　　莲子心 3g　　　藕　节 15g　　　覆盆子 12g

14 剂。水煎服，日一剂，分温两服。

医嘱：查孕酮、血 HCG、雌激素。

2010 年 1 月 12 日随访：患者 2009 年 12 月 11 日自然流产。嘱：暂时避孕，检查流产原因。

病情分析：患者已婚 4 年，胎停育 1 次，有"不良妊娠"病史；清宫术后痛经症状加重，3 年来未避孕未孕，为"继发不孕症"；2 年前确诊为"子宫内膜异位囊肿""子宫腺肌病"；双侧输卵管造影：左侧输卵管伞端粘连，右侧通畅。2007 年 10 月和 2008 年 9 月 2 次人工助孕试管婴儿，均失败。病情复杂，求子困难重重。

中医诊断：癥瘕，不孕症。

西医诊断：子宫内膜异位症，继发不孕症。

诊疗思路：患者病情复杂，治疗难度很大，先从刻下症入手，刻下末次月经 2008 年 10 月 16 日，量少、色暗、痛经（++），行经 5 日。纳可，便调，夜寐多梦。舌暗，苔白腻，脉细滑。提示：湿热毒邪伏于冲任血海，血瘀湿滞。治以清解伏邪，化瘀行滞。

辨证：邪伏冲任，血瘀湿滞。

治法：清热除湿，化瘀行滞。

二诊：承上治疗予以温阳行滞、益肾活血之法治之。

三诊：健脾除湿，益肾活血。

四诊至十诊：总以益肾养血为法，根据月经周期不同阶段及症状，或清热除湿，或疏肝通络，或养心安神，或滋阴活血，或养阴清热。

治疗结果：经过 1 年治疗，患者月经周期、经量、经色恢复正常，痛经症状消失，BBT 典型双相，怀孕。

追访患者：2009 年 12 月 11 日自然流产，2 次不良妊娠病史，当引起重视，嘱其暂时避孕，夫妻双方详查流产原因。

17. 不孕、癥瘕、不良妊娠案

张某，女性，35岁，已婚，未育。初诊日期：2010年10月30日。

主诉：子宫内膜异位症术后，自然流产2次，继发不孕4年。

现病史：患者2005年腹腔镜下行双侧子宫内膜异位囊肿剥除术，2005年、2006年自然流产2次，末次流产查胎儿染色体异常；4年来一直未避孕未孕。

刻下症：末次月经2010年10月29日，量多，痛经（＋），纳可，便稀，眠差。前BBT为典型双相。舌淡，苔白，脉细滑无力。

经孕胎产史：已婚10年，G2P0，自然流产2次。月经12$\frac{5}{25}$天，量多，痛经（＋）。目前避孕中。

既往病史：腹腔镜下行双侧子宫内膜异位囊肿剥除术。

第一阶段

中医诊断：癥瘕，妊娠病，不孕症。

西医诊断：子宫内膜异位症，不良妊娠，继发不孕症。

方药：

太子参 12g	龙眼肉 12g	川 芎 5g	枳 壳 10g
夏枯草 12g	川楝子 6g	生牡蛎 30g	茜 草 10g
泽 兰 10g	茵 陈 12g	白 术 10g	杜 仲 10g
细 辛 3g	生麦芽 12g	薏苡仁 12g	

20剂。水煎服，日一剂，分温两服。

二诊：2010年11月27日。末次月经2010年11月22日，前次月经2010年10月27日，BBT为典型双相。月经量较多，痛经（＋），眠差。舌肥暗，脉细滑无力。

方药：

枸杞子 15g	旱莲草 12g	荷 叶 10g	莲子心 3g
黄 芩 10g	月季花 6g	女贞子 15g	阿胶珠 12g
百 合 12g	远 志 5g	川 断 15g	益母草 10g
仙鹤草 12g	柴 胡 3g		

20 剂。水煎服，日一剂，分温两服。

三诊：2010 年 12 月 25 日。末次月经 2010 年 12 月 17 日，前次月经 2010 年 11 月 22 日，经量正常，痛经较前减轻。近日患肠胃炎，腹泻，纳差，睡眠不良。舌肥暗，脉细滑无力。患者表示春运期间不能来京就诊。

方药：

白头翁 12g	炒白芍 12g	茯 苓 12g	泽 泻 10g
槐 花 6g	马齿苋 12g	丹 参 10g	川楝子 6g
冬瓜皮 12g	钩 藤 10g	鸡内金 6g	扁 豆 10g
茜 草 10g	川 芎 5g		

30 剂。水煎服，日一剂，分温两服。

医嘱：肠胃炎愈后服药。先服药 15 剂，月经后再服 15 剂。

四诊：2011 年 2 月 12 日。末次月经 2011 年 2 月 7 日，前次月经 2011 年 1 月 12 日，前 BBT 近典型双相。近日食重，胃火牙痛。舌肥，苔白，脉细滑。

方药：

冬瓜皮 10g	浙贝母 10g	桔 梗 10g	川 断 15g
川 芎 5g	金银花 12g	百 部 10g	黄 芩 10g
枳 壳 10g	菟丝子 20g	川楝子 6g	月季花 6g
夏枯草 12g	杜 仲 10g	茜草炭 12g	香 附 10g

20 剂。水煎服，日一剂，分温两服。

五诊：2011 年 3 月 26 日。末次月经 2011 年 3 月 3 日，现 BBT 上升

10 天。舌淡暗，脉细弦滑。

方药：

当　归 10g	生牡蛎 20g	荔枝核 10g	覆盆子 10g
菟丝子 20g	月季花 6g	百　合 10g	川　断 20g
川楝子 6g	香　附 10g	杜　仲 10g	蒲黄炭 10g
蛇床子 3g	广木香 3g		

20 剂。水煎服，日一剂，分温两服。

医嘱：月经后服药。

六诊：2011 年 5 月 21 日。末次月经 2011 年 5 月 19 日，前次月经 2011 年 4 月 24 日，痛经症状反复，前 BBT 双相。舌淡，脉细滑无力。

方药：

太子参 12g	丹　参 10g	女贞子 15g	枸杞子 15g
阿胶珠 12g	钩　藤 10g	当　归 10g	月季花 6g
百　合 10g	茯　苓 10g	菟丝子 15g	蛇床子 3g
熟地黄 10g	白　术 10g	茜草炭 12g	金银花 10g
三七面 3g^{（分冲）}			

三七面 3g$^{（分冲）}$

20 剂。水煎服，日一剂，分温两服。

医嘱：三七面 1.5g，日 2 次，冲服。经期服药。

七诊：2011 年 7 月 9 日。末次月经 2011 年 7 月 9 日，前 BBT 典型双相。舌淡，脉细滑。

方药：

阿胶珠 12g	当　归 10g	女贞子 15g	枸杞子 15g
月季花 6g	杜　仲 10g	合欢皮 10g	白　术 10g
薏苡仁 20g	金银花 12g	川　芎 5g	瞿　麦 6g

20 剂。水煎服，日一剂，分温两服。

八诊：2011 年 8 月 27 日。末次月经 8 月 25 日，前 BBT 不典型双相；

经期腹痛；舌肥淡，脉细滑。

方药：

太子参10g	荷　叶10g	茯　苓10g	女贞子15g
菟丝子20g	扁　豆10g	陈　皮6g	茵　陈10g
生麦芽12g	杜　仲10g	川　断15g	大腹皮10g
槐　花6g	枸杞子10g	益母草10g	玉　竹10g

20剂。水煎服，日一剂，分温两服。

九诊：2011年10月8日。末次月经2011年9月19日，现BBT典型上升；舌淡，脉细弦滑。

方药：

太子参10g	阿胶珠12g	当　归10g	百　合10g
女贞子10g	枸杞子10g	炒白芍10g	陈　皮6g
茯　苓10g	菟丝子20g	杜　仲10g	枳　壳10g

20剂。水煎服，日一剂，分温两服。

另：三七粉3g×7，一次1.5g，每日2次，冲服，月经期服。

医嘱：月经第5天服。

患者要求停药试孕。

第一阶段病情分析：患者2005年腹腔镜下行双侧子宫内膜异位囊肿剥除术，确诊为"子宫内膜异位症"；2005年、2006年自然流产2次，末次流产查胎儿染色体异常，为"不良妊娠"病史；4年来一直未避孕未孕，此为"继发不孕症"。

第一阶段诊疗思路：患者子宫内膜异位囊肿术后，邪伏冲任，胞宫、胞脉、胞络阻滞，不能受精成孕，发为"不孕症"；既往2次自然流产，此或为精子不良或为孕卵不济，无法发育成型。

辨证：脾虚湿阻，肾虚血瘀。

治法：健脾除湿，益肾活血。

治疗结果：依此法施治 1 年，患者月经正常，痛经消失，BBT 典型双相。患者停药试孕。

第二阶段

复诊一：2012 年 3 月 10 日。患者试孕 4 个月未孕。末次月经 2012 年 3 月 7 日，痛经症状反复，测 BBT 不典型双相；B 超提示：双侧巧囊复发。近日感冒流涕。舌淡暗，脉细滑。目前避孕中。

方药：

生牡蛎 20g	当　归 10g	白　芍 10g	旱莲草 12g
莲　须 10g	阿胶珠 10g	瞿　麦 6g	茜草炭 12g
莲子心 3g	玉　竹 10g	椿　皮 6g	三七粉 3g^{（冲服）}

20 剂。水煎服，日一剂，分温两服。

复诊二：2012 年 5 月 26 日。末次月经 2012 年 4 月 27 日，患者在外院肌注诺雷得德 1 次，现 BBT 低温相；舌淡，脉细弦滑。

方药：

车前子 10g	当　归 10g	北沙参 10g	郁　金 6g
瞿　麦 6g	茜　草 12g	夏枯草 12g	浙贝母 10g
冬瓜皮 15g	茯　苓 10g	薏苡仁 15g	生牡蛎 15g
荷　叶 10g	川　芎 5g	黄　芩 10g	

20 剂。水煎服，日一剂，分温两服。

复诊三：2012 年 6 月 2 日。患者于 2012 年 5 月 29 日在外院于 B 超下行双侧子宫内膜异位囊肿穿刺术，术后发烧，静脉输液抗炎治疗 3 天，避孕中；舌苔白干，脉细滑。

方药：

夏枯草 10g	荷　叶 10g	百　合 10g	白　术 10g
金银花 10g	葛　根 3g	连　翘 6g	青　蒿 6g
砂　仁 3g	大腹皮 10g	月季花 6g	丹　参 10g

桑寄生 12g　　　土茯苓 20g

20 剂。水煎服，日一剂，分温两服。

复诊四：2012 年 6 月 23 日。患者 4 月、5 月、6 月在外院分别肌注诺雷得 3 次，2012 年 6 月 21 日末次注射；BBT 未测。末次月经 2012 年 4 月 27 日，现闭经状态。舌淡肥，脉细滑。

方药：

车前子 15g	巴戟天 6g	三　棱 10g	菟丝子 15g
太子参 15g	当　归 10g	路路通 10g	川　断 10g
香　附 6g	首　乌 10g	茯　苓 10g	白　术 10g
郁　金 6g			

20 剂。水煎服，日一剂，分温两服。

复诊五：2012 年 7 月 21 日。患者 4 月肌注诺雷得后，于 5 月 B 超下行巧囊穿刺术，术后肌注诺雷得 2 次，末次月经 2012 年 4 月 27 日，现闭经 3 个月；自觉潮热汗出，阴道干涩；舌肥暗，苔白干，脉细滑。

方药：

车前子 10g	当　归 10g	夏枯草 12g	泽　兰 10g
川　芎 5g	香　附 10g	茵　陈 12g	百　部 10g
冬瓜皮 30g	百　合 10g	生甘草 5g	丹　参 10g
绿萼梅 6g	熟地黄 10g	瞿　麦 10g	女贞子 15g

20 剂。水煎服，日一剂，分温两服。

复诊六：2012 年 8 月 11 日。闭经 3 月余，近日带下增多，现 BBT 有上升，近日感冒。舌淡，脉细弦滑。

方药：

当　归 10g	首　乌 10g	月季花 6g	川　芎 5g
川　断 15g	枳　壳 10g	女贞子 15g	生甘草 6g
金银花 10g	茜　草 10g	红　花 5g	天　冬 10g

百　合 12g　　　川楝子 6g

20 剂。水煎服，日一剂，分温两服。

复诊七：2012 年 9 月 22 日。患者前次月经 2012 年 8 月 21 日，BBT 双相，取卵 14 个，授精 7 个；末次月经 2012 年 9 月 9 日，月经提前，本月未移植。舌淡，脉细滑。

方药：

菟丝子 15g	太子参 12g	茯　苓 6g	白　术 10g
龙眼肉 12g	青　蒿 6g	金银花 10g	茯苓皮 10g
泽　兰 10g	木　香 3g	山　药 10g	生甘草 5g
车前子 10g	三　棱 6g	香　附 10g	

20 剂。水煎服，日一剂，分温两服。

复诊八：2012 年 10 月 6 日。末次月经 2012 年 9 月 9 日，BBT 单相波动明显。舌暗红，脉细滑。

方药：

枸杞子 15g	菟丝子 15g	荷　叶 10g	黄　芩 6g
川　断 10g	白　术 10g	茯苓皮 10g	山　药 15g
百　合 12g	侧柏炭 15g	莲　须 10g	椿　皮 6g

20 剂。水煎服，日一剂，分温两服。

复诊九：2012 年 11 月 17 日。患者 2012 年 9 月人工助孕试管婴儿，取卵 14 个，配卵 7 个，胚胎发育不好，未移植，巧囊较前增大；末次月经 2012 年 11 月 17 日，痛经（＋）；舌淡，脉细滑。

方药：

枸杞子 15g	太子参 10g	当　归 10g	川楝子 6g
杜　仲 10g	山　药 10g	荷　叶 10g	玉　竹 10g
女贞子 10g	生甘草 6g	桑　椹 10g	柴　胡 5g
川　芎 5g	瞿　麦 6g	地骨皮 10g	

20 剂。水煎服，日一剂，分温两服。

复诊十：2012 年 12 月 15 日。末次月经 2012 年 12 月 6 日，前次月经 2012 年 11 月 8 日，测 BBT 不典型双相；面色萎黄；舌肥淡，脉细滑。

方药：

枸杞子 15g	太子参 10g	巴戟天 3g	当 归 10g
首 乌 10g	远 志 5g	薏苡仁 15g	川 断 15g
车前子 10g	路路通 10g	荔枝核 10g	阿胶珠 12g
白 术 10g	红 花 5g	香 附 10g	

20 剂。水煎服，日一剂，分温两服。

复诊十一：2013 年 1 月 2 日。末次月经 2012 年 12 月 31 日，测 BBT 不典型双相；前次月经 2012 年 12 月 6 日。舌肥淡，脉细滑。

方药：

枸杞子 15g	蛇床子 3g	首 乌 10g	当 归 10g
白 术 10g	龙眼肉 12g	茵 陈 10g	月季花 6g
泽 兰 10g	茯 苓 10g	荔枝核 10g	远 志 5g
炙甘草 6g			

20 剂。水煎服，日一剂，分温两服。

复诊十二：2013 年 3 月 2 日。末次月经 2013 年 2 月 21 日，前次月经 2013 年 1 月 27 日，测 BBT 近典型双相；面色萎黄；舌淡暗，脉细滑。

方药：

川楝子 5g	枸杞子 15g	菟丝子 15g	阿胶珠 12g
生黄芪 10g	白 术 10g	薏苡仁 10g	当 归 10g
杜 仲 10g	广木香 3g	茯 苓 10g	茜草炭 10g
三七粉 3g			

20 剂。水煎服，日一剂，分温两服。

第二阶段病情分析：患者停药试孕，巧囊复发，痛经症状反复，在外院肌注诺雷得 1 次，在腹腔镜下行子宫内膜异位囊肿穿刺术，术后肌注诺雷得 2 次，闭经。月经恢复后，在外院行第 1 次人工助孕试管婴儿，受精卵发育不好，未移植。巧囊增大，痛经反复，月经失调。

第二阶段诊疗思路：患者在外院治疗同时，要求中药辅助治疗，因此中药的治疗只能顺势而为，随症配合。后半年患者子宫内膜异位症复发，巧囊增大，痛经症状加重，月经失调，予以中药辨证施治。

辨证：肾虚血亏，胞络瘀阻。

治法：益肾养血，活血通络。

治疗结果：第二阶段治疗前半年中药治疗为辅助治疗阶段；后半年治疗针对子宫内膜异位症复发，巧囊增大，痛经症状加重，月经失调，经中药辨证施治病情好转。

第三阶段

复诊一：2013 年 5 月 11 日。患者 4 月外院达菲林降调，准备本月促排取卵。舌肥淡，脉细滑。

方药：

女贞子 15g	菟丝子 15g	旱莲草 12g	地骨皮 10g
冬瓜皮 15g	浙贝母 10g	百 合 10g	茯 苓 12g
桔 梗 10g	白 芍 12g		

20 剂。水煎服，日一剂，分温两服。

医嘱：月经后服。

复诊二：2013 年 6 月 8 日。患者第 2 次人工助孕试管婴儿，5 月 20 日取卵 14 个，配成 1 个；末次月经 2013 年 6 月 4 日。舌暗，脉细滑。

方药：

阿胶珠 12g	当 归 10g	茯苓皮 10g	首 乌 10g
茵 陈 10g	金银花 10g	浙贝母 10g	冬瓜皮 15g
蛇床子 3g	瞿 麦 6g	百 合 10g	菟丝子 15g

夏枯草 10g　　猪　苓 10g

20 剂。水煎服，日一剂，分温两服。

复诊三：2013 年 7 月 6 日。患者现 BBT 典型上升 10 天。舌淡，脉细滑。

方药：

太子参 10g　　桔　梗 10g　　浙贝母 12g　　茯　苓 10g
菟丝子 15g　　当　归 10g　　荷　叶 10g　　川　断 15g
桑寄生 15g　　猪　苓 6g　　桑白皮 10g　　杜　仲 10g

14 剂。水煎服，日一剂，分温两服。

复诊四：2013 年 8 月 1 日。患者 8 月 1 日移植受精卵 1 枚，现移植术后 18 天，昨日 B 超：可见胎囊，宫内积血。舌淡，脉细滑。患者要求中药保胎。

8 月 15 日查 HCG 614mIU/mL，P 16ng/mL。

现 HCG 注射液 20000 肌注日一次，黄体酮注射液 60mg 肌注日一次。

方药：

菟丝子 10g　　苎麻根 10g　　山　药 12g　　侧柏炭 10g
百　合 10g　　荷　叶 10g　　大　蓟 15g　　小　蓟 15g
北沙参 15g　　太子参 6g　　莲子心 3g　　旱莲草 12g

7 剂。水煎服，日一剂，分温两服。

复诊五：2013 年 9 月 7 日。移植后宫外孕，8 月 28 日开腹行双侧输卵管切除术，术中出血较多，输血 800mL；舌淡，脉细滑。

方药：

阿胶珠 12g　　郁　金 6g　　益母草 10g　　桔　梗 10g
首　乌 10g　　荷　叶 10g　　百　合 12g　　远　志 5g
川　芎 5g　　当　归 10g　　青　蒿 6g　　生甘草 5g

20 剂。水煎服，日一剂，分温两服。

复诊六：2013 年 9 月 21 日。宫外孕，双侧输卵管切除术后 24 天，现 BBT 上升，腰背冷；舌苔黄干，脉细滑。

方药：

北沙参 15g	玉 竹 10g	荷 叶 10g	百 合 12g
合欢皮 10g	月季花 6g	钩 藤 10g	葛 根 5g
桔 梗 10g	冬瓜皮 30g	山萸萸 10g	浮小麦 15g

20 剂。水煎服，日一剂，分温两服。

复诊七：2013 年 10 月 12 日。末次月经 2013 年 9 月 29 日，现 BBT 又有上升；胸前区冷，情绪不稳，焦躁烦闷，纳差，失眠，便溏；舌肥淡暗，脉细滑。

方药：

北沙参 15g	当 归 10g	川 芎 5g	广木香 3g
茯 苓 10g	阿胶珠 12g	白 术 10g	赤 芍 10g
益母草 10g	枸杞子 15g	月季花 6g	菟丝子 20g
苏 木 10g			

20 剂。水煎服，日一剂，分温两服。

复诊八：2013 年 11 月 9 日。末次月经 2013 年 10 月 23 日，测 BBT 不典型双相，现有上升；纳可，多梦，便溏；舌淡暗，脉细滑。

方药：

太子参 12g	阿胶珠 12g	枸杞子 15g	首 乌 10g
川 断 15g	桃 仁 10g	川 芎 5g	夏枯草 12g
白 术 10g	山 药 15g	茯 苓 10g	当 归 10g
月季花 6g	菟丝子 20g		

20 剂。水煎服，日一剂，分温两服。

复诊九：2013 年 12 月 21 日。末次月经 2013 年 12 月 13 日，前次月经 2013 年 11 月 19 日，测 BBT 不典型双相；情绪焦躁，纳差，失眠，便溏。舌肥淡，脉细滑。

方药：

阿胶珠 12g	白　术 10g	广木香 3g	太子参 12g
砂　仁 3g	龙眼肉 12g	菟丝子 15g	远　志 5g
川　断 15g	当　归 10g	荷　叶 10g	郁　金 6g
枸杞子 15g	茜　草 12g	生甘草 5g	

20 剂。水煎服，日一剂，分温两服。

复诊十：2014 年 3 月 29 日。末次月经 2014 年 3 月 26 日，前次月经 2014 年 2 月 26 日，测 BBT 不典型双相；面色萎黄，纳可，便溏，多梦；舌肥淡，脉细滑。患者准备进入第 3 次人工助孕试管婴儿。

方药：

太子参 12g	首乌藤 15g	龙眼肉 12g	白　术 10g
茯　苓 10g	杜　仲 10g	巴戟天 5g	龙眼肉 12g
首　乌 10g	茯　苓 10g	川　断 15g	广木香 3g
当　归 10g	红　花 6g		

20 剂。水煎服，日一剂，分温两服。

医嘱：建议继续调养，待身心恢复再做打算，不可贸然为之。

第三阶段病情分析：患者 2013 年 5 月行第 2 次人工助孕试管婴儿，取卵 14 个，配成 1 个，移植 1 个，宫外孕，于 8 月 28 日行开腹手术，双侧输卵管切除术，出血较多，输血 800mL。术后中药调理 6 个月。

第三阶段诊疗思路：患者经第 2 次人工助孕，宫外孕手术，肾之阴阳俱损，脏腑气血骤然亏虚，目前状态，身心疲惫。

辨证：脾肾两虚，气血不足。

治法：补益脾肾，益气养血。

治疗结果：患者经 6 个月中药调理，脾肾虚弱、气血不足渐复，月经周期及 BBT 形态趋好，患者情绪焦躁，表示准备第 3 次人工助孕试管婴儿。柴老师认为，患者身体各方面条件尚不具备，脾肾气血亏虚兼肝郁气滞。嘱其继续中药调养，待身心恢复再做打算，不可贸然为之。

第四阶段

复诊一：2014 年 5 月 17 日。末次月经 2014 年 5 月 16 日，前 BBT 不典型双相，现在外院进入降调超长周期，进行第 3 次人工助孕试管婴儿。面色萎黄，带下增多、色黄，纳可，便溏，多梦。舌淡暗，脉细滑。

方药：

枸杞子 15g	白　术 10g	川　断 15g	蛇床子 3g
芦　根 10g	青　蒿 6g	金银花 12g	茵　陈 12g
生黄芪 12g	桃　仁 10g	郁　金 6g	鱼腥草 15g

20 剂。水煎服，日一剂，分温两服。

复诊二：2014 年 7 月 5 日。2014 年 6 月促排，7 月 4 日取卵 13 个。舌肥淡，脉细滑。

方药：

太子参 12g	玉　竹 12g	阿胶珠 12g	当　归 6g
川　芎 5g	荷　叶 10g	生麦芽 12g	大腹皮 10g
白　术 10g	月季花 6g	女贞子 15g	熟地黄 10g
茵　陈 12g	杜　仲 10g	瞿　麦 6g	三　棱 10g
鱼腥草 15g	浙贝母 10g		

20 剂。水煎服，日一剂，分温两服。

复诊三：2014 年 8 月 2 日。人工助孕试管婴儿术后，7 月 4 日取卵 13 个，养胚囊 1 个，待检测。末次月经 2014 年 7 月 14 日，7 月 21 日 B 超：盆腔积液。舌肥淡，脉细滑。

方药：

| 枸杞子 15g | 菟丝子 20g | 瞿　麦 10g | 龙眼肉 12g |
| 当　归 10g | 川　芎 6g | 月季花 6g | 女贞子 20g |

桃　仁12g　　　茜　草12g　　　丝瓜络12g　　　合欢皮10g

山　药15g　　　白　术12g　　　生甘草5g　　　　浙贝母10g

三七粉3g^{（分冲）}

20剂。水煎服，日一剂，分温两服。

复诊四：2014年9月6日。患者第3次人工助孕试管婴儿，取卵13个，养成胚囊1个，检测为不良胚囊，不能移植。末次月经2014年8月21日，前BBT不典型双相，前次月经2014年7月14日。舌苔厚腻，脉细滑。

方药：

太子参12g　　　当　归10g　　　茜　草12g　　　阿胶珠12g

地骨皮10g　　　月季花6g　　　玫瑰花6g　　　　枸杞子15g

女贞子15g　　　枳　壳10g　　　浙贝母10g　　　荷　梗10g

荔枝核10g　　　杜　仲10g　　　金银花12g　　　生甘草6g

20剂。水煎服，日一剂，分温两服。

复诊五：2014年11月1日。末次月经10月11日前BBT不典型双相，现BBT有上升；舌肥暗淡，苔薄白干，脉细滑。

方药：

当　归10g　　　女贞子15g　　　生甘草6g　　　川　芎5g

茵　陈10g　　　丝瓜络15g　　　白　术10g　　　龙眼肉12g

瞿　麦5g　　　　柴　胡3g　　　延胡索10g　　　枳　壳10g

三　棱10g　　　玉　竹10g

20剂。水煎服，日一剂，分温两服。

复诊六：2014年12月6日。末次月经11月27日，前次月经11月5日，月经周期提前，BBT不典型双相。面色萎黄，舌暗淡，脉细滑。

方药：

太子参12g　　　生黄芪12g　　　阿胶珠12g　　　川　芎5g

首乌藤 10g	丝瓜络 15g	白　术 10g	生甘草 6g
桃　仁 6g	杜　仲 10g	茵　陈 12g	月季花 6g
菟丝子 15g	当　归 6g	红　花 5g	

20 剂。水煎服，日一剂，分温两服。

复诊七：2015 年 2 月 7 日。患者出国行第 4 次人工助孕试管婴儿术，1 月 7 日取卵，现口服避孕药，准备 3 月移植；面色萎黄，腰酸乏力，头目眩晕，纳差，便稀，失眠多梦；舌暗淡，苔干黄，脉细滑。

方药：

枸杞子 12g	川　断 15g	茵　陈 12g	茯　苓 10g
砂　仁 3g	荷　叶 10g	佩　兰 6g	夏枯草 12g
莲子心 3g	百　合 12g	菟丝子 15g	钩　藤 10g
川　芎 5g			

20 剂。水煎服，日一剂，分温两服。

复诊八：2015 年 3 月 28 日。患者自述 2015 年 3 月出国移植未成功，末次月经 2015 年 3 月 20 日。舌暗淡，脉细滑。

方药：

太子参 12g	熟地黄 10g	泽　兰 10g	当　归 10g
茵　陈 12g	旱莲草 15g	黄　精 10g	龙眼肉 12g
浙贝母 10g	三七粉 3g（冲服）	延胡索 10g	杜　仲 10g
荷　梗 10g	川　芎 5g		

20 剂。水煎服，日一剂，分温两服。

复诊九：2015 年 4 月 25 日。患者末次月经 2015 年 4 月 17 日，前次月经 2015 年 3 月 20 日，BBT 不典型双相；痛经复发，月经量少，色暗，经后恶心呕吐，腹痛腹泻，排卵后改善；舌肥暗，苔腻，脉细滑。

方药：

| 车前子 10g | 鱼腥草 15g | 川　断 15g | 丝瓜络 10g |

月季花 6g	土茯苓 15g	浙贝母 10g	桔 梗 10g
川楝子 6g	杜 仲 10g	白 术 10g	夏枯草 10g
苏 木 15g	红 花 10g	冬瓜皮 15g	竹 茹 10g
桃 仁 10g			

20 剂。水煎服，日一剂，分温两服。

复诊十：2015 年 5 月 23 日。末次月经 2015 年 5 月 17 日，前次月经 2015 年 4 月 17 日，痛经，月经量少、色淡。经后腹痛，恶心呕吐，失眠多梦，腹泻，阴道干涩，面色萎黄，眩晕乏力。舌淡暗，苔白，脉细滑无力。

方药：

旋覆花 10g	炒白芍 10g	生甘草 6g	钩 藤 10g
广木香 3g	厚 朴 6g	郁 金 6g	益母草 10g
太子参 12g	黄 连 2g	蒲公英 6g	远 志 5g

20 剂。水煎服，日一剂，分温两服。

第四阶段病情分析：患者 2014 年 5 月在外院第 3 次人工助孕试管婴儿，2015 年 1 月出国第 4 次人工助孕试管婴儿，脏腑气血极度亏虚，身心极度疲惫。

第四阶段诊疗思路：患者要求中药调理。

辨证：脾肾亏虚，气血不足，肝郁气滞，心神失养。

治法：健脾益肾，补益气血，疏肝理气，养心安神。

治疗结果：鉴于患者身心极度疲惫，中药调养的同时建议进行心理辅导。

患者治病、求子 10 年，历经磨难，百折不挠，几经周折，终未成功。总结 2010 年 10 月至 2015 年 5 月前后 4 年半治疗过程，中医中药治疗穿插于外院治疗及手术、人工助孕试管婴儿术之间，虽仅仅为辅助治疗，不能起到主导治疗作用，但对患者术后身心恢复，确也有些许帮助。

18. 子宫内膜异位症之痛经、癥瘕案

王某，女性，24 岁，未婚，未育。初诊日期：2005 年 2 月 7 日。

主诉：痛经 2 年，进行性加重。

现病史：患者 2002 年 10 月行人工流产术，术后三个月出现痛经症状，并逐渐加重。现每逢经期第 1～2 天腹痛，无法工作学习，需服芬必得 2 片日 2 次止痛。

刻下症：末次月经 1 月 30 日。纳可，寐佳，便干，舌暗红，脉细弦。

经孕胎产史：$14\frac{5}{30}$ 天，经量中等。未婚，G1P0，人流 1 次。

理化检查：2004 年 12 月 31 日查 CA–125 165U/mL。B 超：子宫 5cm×4cm×4cm，回声正常，右侧卵巢可见直径 4cm 囊实性肿物内见点状回声，左卵巢未见异常回声。提示：右卵巢巧囊。

病情分析：根据病史，患者 2 年前有人工流产病史；根据症状，继发性痛经 2 年，呈进行性加重；根据理化检查，CA–125 升高，B 超提示右卵巢巧囊。证属中医学"痛经""癥瘕"范畴。

中医诊断：痛经，癥瘕。

西医诊断：子宫内膜异位症。

诊疗思路：本案病发于人工流产手术，柴老师认为此为湿热毒邪乘虚而入，侵袭冲任血海，阻遏冲任、胞宫、胞脉、胞络，不通则痛，发为痛经；湿热毒邪与血搏结，并蛰伏于此，逢冲任血海充盈满溢之时兴风作浪，每遇经期而作，因此痛经症状呈进行性加重；湿热毒邪瘀阻胞宫、胞脉、胞络，日久结聚而成癥瘕；患者便干，舌暗红，脉细弦均为实证、热证、阳证、痛证之象。

辨证：湿热毒邪侵袭冲任血海。

治法：解毒热，化湿浊，祛瘀滞，散结聚。

方药：

金银花 15g	连 翘 12g	茜草炭 10g	野菊花 10g
夏枯草 12g	生牡蛎 20g	赤 芍 12g	炒薏苡仁 15g
香 附 10g	百 合 10g	益母草 10g	

21 剂。水煎服，日一剂，分温两服。

方解：在临证治疗此类痛经时，柴老师指出，患者年轻未婚，虽然痛经症状严重，但月经周期规律，因此不要干扰患者正常的月经周期，可采取经间期、经期两段用药。患者末次月经 1 月 30 日，现为月经第 8 天，属于月经间期，故治疗以清解下焦冲任血海之湿热毒伏邪为主，兼化湿浊、祛瘀滞、散结聚。

方中金银花、野菊花，清热解毒为主药，清解伏邪。辅以苡仁米化湿浊，茜草炭、赤芍、益母草祛瘀滞；连翘、夏枯草、生牡蛎散结聚。百合为佐药，佐方中攻邪药之力，又可缓患者长期痛经之焦躁。香附为使药，引诸药入血分。

二诊：2005 年 3 月 1 日。患者 BBT 上升 12 天，纳可，下腹胀；舌暗红，脉沉滑。

方药：

金银花 15g	连 翘 12g	川 贝 10g	川楝子 10g
酒白芍 12g	生甘草 6g	川草薢 10g	炒薏苡仁 15g
香 附 10g	益母草 10g	三七面 3g^{（冲服）}	

7 剂。水煎服，日一剂，分温两服。

患者 BBT 上升 1～2 天，为经前期，马上进入经期，此时重点是针对痛经症状用药，故治疗在"解毒热、化湿浊、祛瘀滞、散结聚"的基础上，缓急止痛是治疗重点。方中金银花、川草薢，清解毒热；炒薏苡仁、川贝、连翘，化浊散结；益母草、香附，祛瘀行滞；川楝子、酒白芍、生甘草、三七面，是针对痛经症状用药，其中川楝子行气止痛，酒白芍、生甘草缓急止痛，三七面化瘀止痛。

医嘱：如痛经症状减轻，可依此方案：经期方 7 剂、经间期方 21 剂，连续服用 3 个月。

经前或经期要针对痛证用药，解决患者主要痛苦。

治疗结果：患者 2015 年 2 月 8 日至 4 月 2 日基础体温双相（图 2-52）。半年后随访，患者服药 3 个月痛经症状消失，继续服药 3 个月，复查 B 超：卵巢囊肿消失。

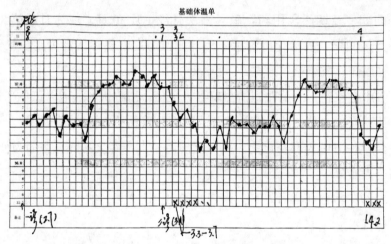

图 2-52 患者 2015 年 2 月 8 日至 4 月 2 日基础体温双相

二、其他部位子宫内膜异位症医案

据报道，除了脾脏，全身各个部位、器官和组织均有可能发生子宫内膜异位症。其临床特点为，病变部位会随月经周期，出现相应的周期性疼痛、出血，或肿块增大。

手术瘢痕子宫内膜异位症：剖宫产腹壁瘢痕、阴道分娩后的会阴伤口瘢痕，异位灶局部经期疼痛、增大，经后缩小，随时间延长，局部包块逐渐增大，疼痛加剧。

肠道子宫内膜异位症：少见，大多累及结肠、直肠，可出现经期腹痛、腹泻、便血症状，如局部病灶增大或可出现肠梗阻症状。

泌尿道子宫内膜异位症：多累及膀胱，累及输尿管少见，累及肾和尿道罕见。患者会出现经期尿急、尿痛、尿血症状。病灶累及输尿管或可出现肾盂积水和继发性压迫性肾萎缩。

肺部子宫内膜异位症：病灶累及肺胸膜或隔胸膜，患者可在经期出现反复性气胸。病灶累及肺实质则出现经期胸痛和咯血症状。

脑部子宫内膜异位症：极其罕见，可出现经期头痛和神经性功能缺失。

1. 肺部子宫内膜异位症案

沈某，女性，41 岁。初诊日期：2003 年 1 月 21 日。

主诉：经期咳血 2 年。

现病史：患者 2 年来咳血，特点为逢经期发作，月经后症状消失。曾在外院就诊，诊为肺部子宫内膜异位症，予口服避孕药治疗 8 个月，无效。

刻下症：纳可，寐欠佳，二便调。末次月经 2003 年 1 月 21 日，近两天时有咳血，色暗红，有小血块，行经腹痛。舌肥绛红，脉细弦滑。

经孕胎产史：已婚，G2P1，1988 年生一胎；月经 $11\frac{7}{27}$ 天，经量偏少，痛经（＋）。

既往病史：1993 年行双侧巧囊剥除术，1998 年行人工流产术。

辅助检查：2002 年 10 月肺部 X 光片：右肺见 2 个直径 2cm 阴影。

病情分析：患者 2 年来咳血，逢经期发作，肺部 X 光片：右肺见 2 个直径 2cm 阴影。1993 年行双侧巧囊剥除术，1998 年行人工流产术，根据临床症状、病史、检查，初步印象为肺部子宫内膜异位症。

中医诊断：痛经，咯血。

西医诊断：肺部子宫内膜异位症。

诊疗思路：柴老师在临证时指出，此案病因仍然是湿热毒邪伏于冲任血海，每遇经期而作，其病位在上焦肺部，病源在下焦冲任血海，治疗当以清解下焦伏邪为主，兼对症治疗咳血。

辨证：湿热毒邪伏于冲任血海，逆袭上焦为虐。

治法：清热解毒除湿，清肺肃降止咳止血。

方药：

金银花 15g	桃 仁 10g	夏枯草 12g	鸡内金 10g
泽 泻 12g	益母草 10g	鱼腥草 20g	连 翘 10g
百 合 10g	百 部 10g	白 及 10g	生石膏 20g

21 剂。水煎服，日一剂，分温两服。

医嘱：月经干净后服 3 周。如咳血症状减轻，可依此方连续服用 3 个月。

方解：此案临证时，柴老师指出，此患者虽然症状是经期咳血，但病因是肺部的子宫内膜异位症，因此治疗应放在月经间期；月经周期规律，不要干扰患者正常的月经周期。方中金银花、鱼腥草，清热解毒，清解伏邪；鸡内金，化浊行滞；桃仁、益母草，活血祛瘀；夏枯草、连翘，清热散结；百合、百部、白及、黄芩，清肺肃降，针对肺部病灶及咳血的用药；泽泻泻肾火，又可为使药引诸药下行入冲任。

治疗结果：3 个月后随访：患者服药 1 个月，经期咳血症状减轻，继续服药，3 个月经期咳血症状大好，仅在月经第 1 天咳一两口血，而且痛经症状消失，后因患者出国治疗中断。

2.膀胱、直肠子宫内膜异位症案

马某，女性，32 岁，已婚，未育。初诊日期：2004 年 11 月 25 日。

主诉：经期尿血、便血 3 年。

现病史：患者 3 年前患急性盆腹腔炎，适逢经期，引发急性膀胱炎、急性肠炎，出现尿血、便血，之后每逢经期则尿血、便血，并见经后淋沥出血，7～10 天。2004 年 3 月在外院就诊，行膀胱镜和直肠镜检查，诊为膀胱直肠子宫内膜异位症。

刻下症：末次月经 2004 年 10 月 31 日，量多、色红，痛经（＋），并见尿急、尿频、尿痛、尿血，腹痛、腹泻、便血，行经 7 天，经后淋沥出血 10 天，伴腰酸、腹坠痛隐隐。舌肥红，脉细滑。

经孕胎产史：已婚 5 年，G0P0，未避孕未孕；月经 15 岁初潮，$\frac{7}{30}$ 天，量中，痛经（＋），经期腹痛需服止痛药。

既往病史：2004 年 3 月膀胱镜、直肠镜检查诊断为膀胱子宫内膜异位症，直肠子宫内膜异位症。

病情分析：痛经，月经量多，经后月经淋沥不尽，经期尿急、尿频、尿痛、尿血，腹痛、腹泻、便血。经膀胱镜、直肠镜检查，确诊为膀胱子宫内膜异位症、直肠子宫内膜异位症。已婚 5 年未避孕未孕。

中医诊断：痛经，经行尿血便血，不孕症。

西医诊断：膀胱直肠子宫内膜异位症，原发不孕症。

诊疗思路：患者以"经期尿血，便血 3 年"为主诉前来就诊，通过对其症状、病史，膀胱镜、直肠镜检查确诊为"膀胱子宫内膜异位症、直肠子宫内膜异位症"。柴老师采用"解毒化浊祛瘀散结"的基本法则治疗，同时根据其异位病灶的特殊性，加入引经药物。

辨证：湿热毒邪伏于冲任血海，横逆下焦为虐。

治法：清热解毒，除湿止血。

方药：

蒲公英 15g	连 翘 12g	马齿苋 20g	萹 蓄 10g
白头翁 10g	茜 草 12g	生牡蛎 30g	川 贝 10g
地榆炭 15g	槐 花 5g	石 韦 10g	三七面 3g（分冲）

3剂。水煎服，日一剂，分温两服。

方解：蒲公英、萹蓄，解毒清利湿热；马齿苋、白头翁，清热解毒，散血消肿；茜草、三七面，祛瘀；生牡蛎、川贝，散结；槐花，性寒苦平无毒，入肝、大肠经，清热凉血、止血，治肠风便血、痔血、尿血、血淋等，方中又用作引经药。石韦，味甘、苦，性平，无毒，入肺、膀胱经，利水通淋。《千金方》石韦散，治血淋。此方中又可用作引经。

2005年5月11日追访：患者携方返美后，连续服用3个月，尿血、便血症状消失，经后淋沥症状已愈，准备生育，约患者回国就诊，患者因故未能前来。

3. 腹壁子宫内膜异位症案

陈某，女性，31岁，已婚，已育。初诊日期：2011年9月25日。

主诉：腹壁剖宫产切口左侧包块3年，进行性增大，周期性疼痛。

现病史：患者2009年剖宫产，产后3个月，月经恢复，$\frac{7}{25}$天，半年后自觉腹壁剖宫产刀口（横切口）左侧小包块，约蚕豆大小，逢经期疼痛，扪之似有增大，月经后疼痛减轻，包块减小。口服避孕药妈富隆6个月后，患者自觉包块缩小，逢经期略有胀痛，包块似有似无。现停避孕药6个月，患者自觉腹壁剖宫产切口左侧包块逐渐增大，如鹌鹑蛋大小，经期包块疼痛症状逐渐加重。

刻下症：末次月经2011年9月17日，行经7天，痛经，月经量中、暗红、有血块。腹壁切口包块疼痛，包块经期增大，扪之疼痛加重。前次月经2011年8月25日。头晕，眠差，二便调。舌红，苔黄腻，脉细滑。

经孕胎产史：已婚5年，G2P1，2006年人流1次，2009年剖宫产。月经12$\frac{7}{25}$天。目前工具避孕。

辅助检查：2011年9月18日查女性激素：LH 4.32 mIU/mL，FSH 6.12mIU/mL，E_2 125.78pg/mL，P 0.19ng/mL，PRL 7.03ng/mL，T

13.66ng/mL。

2011年9月18日查CA-125 29.8mIU/mL。2011年9月24日B超：子宫大小5.2cm×4.0cm×3.9cm，肌层回声均匀，内膜0.7cm，回声均匀；左卵巢2.6cm×2.0cm，大小形态正常，内部结构清楚；右卵巢3.1cm×1.8cm，大小形态正常，内部结构清楚。盆腔未见游离液性暗区。左侧下腹部皮下组织可见3.2cm×3.2cm×1.2cm低回声包块，边界欠清，内部回声欠均匀。提示：左下腹剖宫产切口瘢痕，子宫内膜异位囊肿。

病情分析：患者2年前有剖宫产病史，产后10个月出现腹壁剖宫产切口左侧包块，扪之疼痛，并有明显周期性特点，病史、症状、结合B超检查等，可以确诊为"腹壁子宫内膜异位症"。

腹壁子宫内膜异位症绝大多数继发于剖宫产后，是剖宫术远期并发症之一。典型的腹壁子宫内膜异位症的临床表现为：剖宫产和异位妊娠手术史；切口部位的肿物；肿物与月经相伴的周期性疼痛或触痛。辅助检查：B超检查可以比较准确测量病灶大小和病灶浸润深度及与周围结构关系。

中医诊断：癥瘕。

西医诊断：腹壁子宫内膜异位症。

诊疗思路：腹壁子宫内膜异位症发病部位在腹壁，但是其症状特点与患者月经周期密切相关，从中医角度分析本病，其病因为湿热毒邪侵袭冲任血海，与血搏结，因逆因窜于腹壁，结聚成癥，并随血海盈亏周期而动。

辨证：湿热毒邪侵袭，与血搏结逆窜腹壁，结聚成癥。

治法：解毒热，化湿浊，祛瘀滞，散结聚。

方药：

生牡蛎15g	金银花15g	瞿麦10g	夏枯草10g
益母草10g	大腹皮10g	茵陈10g	土茯苓12g
茜草炭10g	连翘12g	浙贝母10g	

21 剂。水煎服，日一剂，分温两服。

另：三七面 1.5g，日 2 次，经期冲服。

方解：解毒热，金银花、土茯苓、夏枯草；化湿浊，大腹皮、茵陈、瞿麦；祛瘀滞，益母草、茜草炭、三七面；散结聚，生牡蛎、连翘、浙贝母。

治疗结果：患者依前法用药 3 个月，腹壁包块明显缩小，周期性疼痛症状消失。停药备孕二胎。

三、各个年龄段子宫内膜异位症验案

1. 青春期子宫内膜异位症案

对于处于青春期子宫内膜异位症患者，治疗时，要采取既积极又保守的治疗策略。所谓积极治疗，是指抓紧时间治疗，不可放任发展；而保守治疗，是尽量采取保守的药物治疗方案。由于患者年龄处于青春发育阶段，用药时需本着既要保护其生理功能，又能有效控制病情的原则，保护生理功能，包括正常月经和生育功能，用药要攻补兼施，切不可攻伐太过。

温某，女性，17 岁，未婚，未育。初诊日期：2004 年 4 月 13 日。

主诉：痛经 5 年，巧囊术后 1 年复发。

现病史：患者 12 岁初潮，自开始行经即出现痛经症状，月经量多，痛经症状逐年加重；2003 年 2 月 13 日发现子宫内膜异位囊肿，于腹腔镜下行双卵巢巧囊剥除术，术后用达菲林治疗 3 个月；2003 年 7 月，月经恢复，月经周期 28 天，行经 5～6 天，月经量多，行经腹痛 1 天；2003 年 9 月 B 超提示巧囊复发，开始服妈富隆治疗，痛经症状仍进行性加重，行经腹痛 3～6 天，需服止痛药 3 天；2004 年 3 月 1 日复查 B 超：子宫后方可见 3.9cm×2.3cm，不规则回声区，内见点状回声与子宫紧贴。又服敏定

偶治疗至今，患者要求停药，改用中药治疗。

刻下症：纳可，眠佳，二便调。末次月经 2004 年 2 月 28 日。舌嫩红，脉弦滑。

经孕胎产史：未婚。月经 $12\frac{5\sim6}{30}$ 天，痛经（＋）。

既往病史：2003 年 2 月 13 日腹腔镜双侧巧囊剥除术。

辅助检查：2004 年 3 月 1 日 B 超检查：子宫后方可见 3.9cm×2.3cm，不规则回声区，内见点状回声与子宫紧贴。提示巧囊复发。

病情分析：患者年十七，未婚，痛经 5 年，进行性加重。腹腔镜下双侧巧囊剥除，术后达菲林治疗，1 年后，巧囊复发。妈富隆治疗半年，痛经症状进行性加重，复查 B 超提示巧囊增大，又服敏定偶治疗。本案特点，患者未婚年轻，病情较重，经过 1 年多治疗，病情仍未控制，痛经症状加重，巧囊增大，病情进展，病势活跃。

中医诊断：痛经，癥瘕。

西医诊断：子宫内膜异位症。

诊疗思路：柴老师在本案临证时强调，患者未婚年轻，尚处于生长发育阶段，遣方用药需加倍用心，切不可攻伐太过，影响其正常女性生理功能及将来的生育功能。目前患者痛经症状加重，巧囊增大，说明病情进展、病势活跃，因此治疗采取攻补兼施之法。

辨证：邪伏冲任，与血搏结，结聚成癥。

治法：解毒化浊，祛瘀散结，兼以顾护肾阴。

方药：

蒲公英 12g	川萆薢 12g	炒薏苡仁 12g	土茯苓 20g
生牡蛎 20g	夏枯草 12g	川　芎 5g	三　棱 3g
女贞子 20g	旱莲草 12g		

30 剂。水煎服，日一剂，分温两服。

方解：方中以解毒化浊、祛瘀散结为主治，蒲公英、夏枯草，清热解毒；炒薏苡仁、土茯苓，祛湿化浊；川芎、三棱，化瘀行滞；生牡蛎、萆薢，散结消癥；女贞子、旱莲草，补益肾阴，兼清下焦冲任之火，缓解患者久病及手术和药物治疗对身体的耗损。

二诊：2004 年 4 月 27 日。患者 2004 年 4 月 20 日月经来潮，经前腹痛 3 日，行经 6 天，痛经 3 日，未服止痛药，月经量多、色红、有块。现纳可，便调，寐安。舌红，苔干，脉细滑。

方药：

生牡蛎 20g	夏枯草 12g	炒白芍 10g	川楝子 6g
金银花 15g	百　合 12g	川萆薢 12g	益母草 10g
桃　仁 10g	寄　生 15g	茜草炭 12g	川　芎 5g

三七面 3g^{（冲服）}

14 剂。水煎服，日一剂，分温两服。

方解：继以前法，攻补兼施、消补并用。以金银花、夏枯草、川楝子、川萆薢、生牡蛎、益母草、桃仁、茜草炭、川芎、三七面，解毒化浊，祛瘀散结；以桑寄生、炒白芍、百合，益肾养血，扶正护阴。

三诊：2004 年 5 月 11 日。末次月经 2014 年 4 月 20 日至 26 日，现BBT 上升 6 天。纳可，便调，寐安。舌红，苔干，脉细滑。

方药：

生牡蛎 20g	夏枯草 12g	炒白芍 10g	生甘草 6g
金银花 15g	连　翘 12g	川萆薢 12g	益母草 10g
女贞子 12g	旱莲草 12g	茜草炭 12g	川　贝 5g

三七面 3g^{（冲服）}

14 剂。水煎服，日一剂，分温两服。

四诊：2004 年 5 月 25 日。末次月经 2004 年 5 月 18 日，行经 6 天，腹痛 1 日，月经量偏多。前 BBT 不典型双相，二便调。舌红，苔白，脉细滑。

方药:

生牡蛎 20g	夏枯草 12g	炒白芍 10g	生甘草 6g
金银花 15g	连 翘 12g	炒薏苡仁 12g	益母草 10g
浙贝母 10g	北沙参 15g	茜草炭 12g	百 合 6g

14 剂。水煎服,日一剂,分温两服。

五诊:2004 年 6 月 8 日。末次月经 2004 年 5 月 18 日至 24 日,腹痛 1 日,经量偏多,前 BBT 不典型双相,现 BBT 典型上升 6 天。纳可,便调,寐安。舌暗红,苔白,脉细滑。

方药:

生牡蛎 20g	夏枯草 12g	炒白芍 10g	川楝子 6g
金银花 15g	百 合 12g	川萆薢 12g	益母草 10g
寄生 15g	茜草炭 12g	生甘草 6g	三七面 3g^(冲服)

14 剂。水煎服,日一剂,分温两服。

医嘱:月经期停服汤药,服三七面 1.5g,日 2 次。

六诊:2004 年 6 月 22 日。末次月经 2004 年 6 月 16 日,行经 6 天,痛经未作。前 BBT 上升 13 天,现 BBT 单相。纳可,便调,寐安。舌暗红,苔白,脉细滑。

方药:

生牡蛎 20g	夏枯草 12g	炒白芍 10g	川楝子 6g
金银花 15g	百 合 12g	川萆薢 12g	益母草 10g
桑寄生 15g	茜草炭 12g	生甘草 6g	三七面 3g^(冲服)

21 剂。水煎服,日一剂,分温两服。

医嘱:月经期停服汤药,服三七面 1.5g,日 2 次。

七诊:2004 年 7 月 20 日。末次月经 2004 年 7 月 14 日,患者依前法服药,6 月 16 日、7 月 14 日 2 次月经均未腹痛,BBT 典型双相。舌暗红,苔白,脉细滑。2004 年 7 月 21 日 B 超:盆腔未见复发的异位病灶。

方药：

生牡蛎 20g	夏枯草 12g	炒白芍 10g	川楝子 6g
金银花 15g	百　合 12g	川萆薢 12g	益母草 10g
寄　生 15g	茜草炭 12g	生甘草 6g	三七面 3g ^{（自备）}

21 剂。水煎服，日一剂，分温两服。

医嘱：汤药 2 日一剂，每日服药 1 次，月经间期服药；三七面 1.5g，日 2 次，月经期服药。

治疗结果：2004 年 12 月 21 日随访：患者依前法用药 3 个月经周期，痛经未作；2004 年 12 月复查 B 超：正常盆腔。

柴老师云："由于子宫内膜异位症具有较高的复发性和典型的激素依赖性之特点，对于低龄未婚的子宫内膜异位症患者，作为医生要尽量采用保守的治疗方案，药物治疗为首选，如果能用药物控制病情者，尽量不要采取手术方法，保护其盆腔、腹腔正常解剖结构；能用中药者尽量不用西药，保护其卵巢功能正常发育。对于低龄未婚者，控制病情及病势发展，减轻症状，维持生理状态，中医中药治疗可谓最佳选择。"

2. 生育期子宫内膜异位症案

柴老师云："对于生育期无生育要求者，消癥、调经、止痛的同时，注意维护其正常的生理周期及生育功能，尽量保护其冲任血海的稳定性；而对于生育期有生育要求者，消癥、调经、止痛的同时，择机积极助孕。"①消癥：积极消除或缩小癥痕。②调经：纠正月经失调各种状态，如月经先期、经间期出血、月经前后淋沥出血等；恢复正常的月经，如月经周期、经期、经量、经色等。③止痛：消除痛证，如经期腹痛、排卵期腹痛、同房腹痛、经前腹痛等，提高患者生活质量。④择机积极助孕：对于有生育要求者，条件允许时，积极助孕，包括自然试孕及人工助孕。

周某，女性，36 岁，已婚，已育。初诊日期：2005 年 6 月 7 日。

主诉：痛经 20 余年，进行性加重 10 余年。

现病史：患者自初潮开始行经腹痛，症状较轻，结婚后痛经症状曾一度消失。10 年前人工流产术后，开始行经腹痛，呈进行性加重。2005 年 4 月 19 日于月经后第 4 天突然下腹剧痛，行腹腔镜手术，诊为子宫内膜异位囊肿破裂、子宫腺肌症，行双侧卵巢巧囊剥除术。术后服内美通 3 个月治疗，因阴道不规则出血停药。于 2005 年 8 月开始月经恢复，痛经复发，呈进行性加重，经期腹痛剧烈需服 3 天止痛药，且经间期出现肛门坠痛、性交痛。月经周期尚规律，$\frac{6\sim7}{26}$ 天。

刻下症：末次月经 2005 年 6 月 3 日，经量多，恶心，失眠，二便尚调。舌嫩暗，脉细滑。

经孕胎产史：已婚 18 年，G4P1，16 年前足月顺产一胎，此后人工流产 3 次，末次妊娠 10 年前。月经 14 $\frac{6\sim7}{30}$ 天，量多，痛经（＋）。工具避孕。

既往病史：2005 年 4 月 19 日腹腔镜手术，行双侧卵巢巧囊剥除术。术后诊为子宫内膜异位囊肿破裂、子宫腺肌症。

辅助检查：2005 年 5 月 19 日 B 超：子宫 11.1cm×8.5cm×7.5cm，肌层回声不均，可见多个中低回声，最大直径 4cm。右卵巢可及直径 4.0cm 囊肿，包膜粗糙，内有点状回声；左卵巢（−）。提示：子宫腺肌症，右卵巢囊肿。

病情分析：患者原发痛经，婚后痛经一度好转，并足月顺产一胎。10 年前人流术后痛经症状复发，呈进行性加重。1 年前因巧囊破裂行腹腔镜下双侧巧囊剥除术，术后诊为：子宫内膜异位症，子宫腺肌症。近日 B 超提示：子宫腺肌症，右卵巢囊肿。

中医诊断：痛经，癥瘕。

西医诊断：子宫内膜异位症，子宫腺肌病。

诊疗思路：柴老师临证分析此病案指出：本例特点痛证明显，经期腹痛 3 天，经间期肛门坠痛，性交痛，严重影响患者生活质量。B 超提示：子宫内膜异位症之巧囊复发、子宫腺肌病。患者年 36 岁，月经周期规律，用药时尽量维护其正常的月经周期。

辨证：邪伏冲任，与血搏结，结聚成癥。

治法：解毒化瘀，消癥散结，调经止痛。

方药：

处方 1：

生牡蛎 20g	野菊花 12g	夏枯草 12g	连　翘 12g
炒薏苡仁 20g	桂　枝 4g	川　贝 10g	阿胶珠 12g
太子参 12g	茜草炭 12g		

10 剂。水煎服，日一剂，分温两服。

医嘱：月经干净后服。

处方 2：

太子参 12g	生牡蛎 15g	夏枯草 12g	连　翘 12g
酒白芍 12g	生　草 6g	香　附 6g	川萆薢 10g
女贞子 12g	旱莲草 12g		

10 剂。水煎服，日一剂，分温两服。

医嘱：BBT 上升后服。

处方 3：

酒白芍 20g	生甘草 10g	百　合 15g	荷　叶 12g
益母草 10g	香　附 10g	川楝子 6g	炒蒲黄 6g
三七面 3g^(冲服)			

三七面 3g$^{(冲服)}$

5 剂。水煎服，日一剂，分温两服。

医嘱：经期服药。

方解：①处方 1：月经干净后服用，此时治疗重点是针对复发的子宫内膜异位病灶及腺肌病治疗，治疗以解毒化瘀散结为主，考虑月经后血海空虚，予阿胶珠、太子参益气养血佐之。②处方2：患者BBT已上升，此时化瘀散结，同时注意益气扶正，不宜用过于散性的药如活血类、行气类，佐之以女贞子、旱莲草以维护血海稳定性。③处方3：经期用药，以化瘀止痛为主，患者月经量多，故以荷叶化浊清热佐之。

治疗结果：2006年5月随访：患者依前法连续服药3个月，诸症缓解，停药1个月。再依前法服药连续服药3个月，诸症消失。目前停药3个月，月经周期35天，行经5～6天，月经量中；经期及排卵期腹痛、性交痛症状消失。2006年4月B超：子宫9.8cm×8.0cm×6.8cm，肌层回声不均，可见多个中低回声，最大直径3.2cm。右卵巢可及直径3.0cm囊肿，包膜粗糙，内有点状回声，左卵巢（－）。提示：子宫腺肌病，右卵巢囊肿。

3. 更年期子宫内膜异位症案

年龄在45～55岁，以及40岁以上无生育要求的患者，治疗以控制病情进一步发展，缩小病灶，缓解出血、痛经等病证，提高生活质量为目的。柴老师认为此阶段当"解除症状、维护女性自然生理"，在"解毒热、化湿浊、祛瘀滞、散结聚"的基础上，提出"益气固肾、养肝疏肝"的治疗思路，扶正祛邪，不可温补。

王某，女性，46岁，已婚，已育。初诊日期：2004年12月31日。

主诉：子宫内膜异位症术后，孕三烯酮治疗后。

现病史：患者2000年12月发现盆腔包块，腹腔镜下行左卵巢巧囊剥除术。2003年12月巧囊复发，于腹腔镜下行左卵巢摘除术，术后服孕三烯酮3个月后肝功能异常而停药。2004年5月月经恢复，2004年8月行经腹痛进行性加重，2004年9月B超检查提示盆腔包块（巧囊复发）。

刻下症：患者平素左下腹痛隐隐，月经中期及性生活时加重，大便秘结，腰腹胀痛，眼睑浮肿，尿少。末次月经2004年12月10日，行经3

天，腹痛需服止痛药 3 日，经量不多，色暗有块。舌肥暗，脉细滑。

经孕胎产史：以往月经 $\frac{3}{30}$ 天，量中，痛经（+）。已婚，G2P1，1984 年足月顺产一胎，2000 年 3 月人工流产。

辅助检查：2004 年 9 月 15 日 B 超，子宫右后方可见 4.5cm×3.8cm，不规则回声区，内见点状回声与子宫紧贴。提示巧囊复发。

病情分析：患者年龄 46 岁，子宫内膜异位症 2 次腹腔镜手术，孕三烯酮治疗 3 个月，肝功能出现异常。目前 B 超提示巧囊复发。行经腹痛进行性加重。平素左下腹痛隐隐，月经中期及性生活时加重，大便秘结，腰腹胀痛，眼睑浮肿，尿少。生活质量较差。

中医诊断：痛经，癥瘕。

西医诊断：子宫内膜异位症术后，子宫内膜异位囊肿复发。

诊疗思路：患者经过 2 次腹腔镜手术及孕三烯酮治疗后巧囊再次复发，提示子宫内膜异位症病势活跃，病情复杂。结合患者年龄及身体状况中医辨证为邪实正虚，邪实为邪伏于冲任血海兴风作浪；正虚为正气耗损，肝肾亏虚。故治以解毒化浊、祛瘀散结为主，扶正益气、补肾养肝为辅。

辨证：邪伏冲任结聚成癥，正气亏虚肝肾不足。

治法：解毒化浊，祛瘀散结，扶正益气，补肾养肝。

方药：

生牡蛎 30g	茜草炭 10g	延胡索 6g	土茯苓 30g
金银花 12g	夏枯草 12g	合欢皮 10g	柴　胡 5g
生甘草 5g	三七粉 3g[冲]	枸杞子 15g	太子参 12g

7 剂。水煎服，日一剂，分温两服。

方解：方中以解毒、化浊、祛瘀、散结为主，佐以枸杞子、太子参，扶正气护肝肾。柴老师云："对于这个患者要考虑其年龄 46 岁、病史以及目前的症状，用药不可攻伐太过，注意顾护肝肾。"

治疗结果：患者连续服药 3 个月诸症减轻，痛经症状明显缓解。再服药 3 个月诸症消失，痛经未作。

接近绝经期患者且无生育愿望者，消癥、止痛、调经，顺势而为，用药注意顾护正气，提高生活质量，以期顺利度过围绝经期。对于已近绝经期之妇女的治疗，无须维护其生殖生理，此亦为柴老师治疗本病的一种临床理念，的确实用。

柴嵩岩论治子宫腺肌病

一、病因病机

柴老师通过多年临床对子宫腺肌病的观察发现，本病高发于生育年龄妇女，临床常见症状有月经量多、进行性痛经、继发不孕症等，B超及核磁检查提示子宫增大、内膜及肌层回声异常等，由此柴老师推断子宫腺肌病的发病与妇女血海某个特殊时期，如经期、氤氲期、产褥期、手术期等，受到某种逆因袭扰，而从发病的临床症状分析判断其因应该为毒热之邪。此邪乘冲任血海变化之机长驱直入，伏于胞宫，每遇经期血海涌动之时兴风作浪，扰动血海与血搏结，月复一月，毒热之邪与血结聚，使血海不宁，见月经量多；使血海阻滞壅塞不通，则见痛经，且月复一月进行性加重；伏邪与血搏结日久，结聚于胞宫，癥瘕形成无法孕育，发为不孕之症。

二、临床表现

1. 月经失调
月经失调主要表现为月经量多、月经提前、经期延长、崩漏等症。

2. 痛证
痛证表现为进行性痛经、经间期腹痛（如排卵期腹痛、同房腹痛）等症。

3. 不孕不育证
不孕不育证表现为不孕症、胎停育、孕各期流产。

4. 癥瘕

癥瘕主要表现为子宫增大、腺肌瘤形成，常常合并子宫肌瘤及子宫内膜异位囊肿等。

三、治疗法则及用药

1. 治疗法则

腺肌病病位在胞宫与子宫肌瘤相同，临床表现为月经周期缩短、经期延长、经量增多、痛经进行性加重与子宫内膜异位症相类。柴老师根据上述子宫腺肌病之病因、病机、病位、病证，提出"解毒、消癥、止血、止痛"的治疗法则。

2. 基本方药

| 青　蒿 | 鳖　甲 | 生牡蛎 | 夏枯草 |
| 白　芍 | 甘　草 | 三七面 | 益母草 |

3. 方解

（1）君药：青蒿、鳖甲，解毒热驱伏邪，清镇血海。

运用青蒿、鳖甲最著名的方剂是《温病条辨》的青蒿鳖甲汤，原方用于温病后期阴虚邪伏，鳖甲滋阴退热，入络搜邪，青蒿芳香清热透络，引邪外出。吴瑭自释："此方有先入后出之妙，青蒿不能直入阴分，有鳖甲领之入也；鳖甲不能独出阳分，有青蒿领之出也。"大意是此伏邪之热，必须滋阴透邪并进方能有效。柴老师在此以青蒿、鳖甲为治疗子宫腺肌病之君药，亦从其认证，柴老师认为子宫腺肌病为毒热之邪伏于下焦冲任血海而致病，如何祛邪而不伤血，透热而不伤阴？用青蒿、鳖甲的思路真是令人拍案叫绝，学生临床如法效验，屡屡称奇。

（2）臣药：生牡蛎、夏枯草、三七面，散结聚，消癥、止血、止痛。

生牡蛎，软坚散结消癥。柴老师临床喜用生牡蛎而不用煅者，认为：牡蛎，煅者其性固涩收敛消癥散结不利，生者软坚散结又不伤阴伤血。夏枯草，清热散结，消肿止痛，常用夏枯草与牡蛎、浙贝母配伍运用。三七面，常用三七治疗子宫腺肌病，三七具有止血、散瘀、消肿、定痛之四大功效，特别适用于本病所致各种主症及兼症。

（3）佐药：白芍、生甘草，养血柔肝，缓急止痛。芍药甘草汤具有酸甘化阴、缓急迫、止痛之功效，适用于妇人各种腹痛病证。子宫腺肌病大多病程较长，月经失调、痛经、不孕不育等病痛反复折磨，令患者阴血亏虚，肝脾失调，情绪焦躁，急迫不安。柴老师甘草多用生者，取其补脾益气、清热解毒、缓急止痛、调和诸药之效；且喜用生白芍，养血柔肝，配生甘草缓急止痛，于方中有佐诸药之功。

（4）使药：益母草，活血消肿，清热解毒，引诸药入血海。益母草为妇产科要药，具有活血调经、利水消肿、清热解毒的功效，在方中又作为使药引诸药入血海达病所。

4. 治疗方案

看似简单清晰的认证路径，但由于临床症状复杂多样，常常是多种病证同时体现，如同一个患者既有月经问题、痛证，又有不孕不育、癥瘕，病情错综复杂多种多样，而且在治疗的不同阶段侧重点不断变化，有可能会由开始主诉月经病、痛证问题，进一步转为不孕不育的治疗诉求，因此治疗方案极其灵活而多变。

（1）柴老师临证时首先考虑的是患者的主诉，即患者最主要的诉求，临床多见的主诉如：痛经并月经量多、不孕症并癥瘕、胎停育并癥瘕、癥瘕并月经量多等。

（2）再根据患者的年龄阶段：即根据小于25岁、25～35岁、35～45岁、45岁至绝经等不同年龄段，制订治疗方案。

（3）在具体实施时还要根据患者月经周期的不同阶段：如月经期、经间期等，处方用药。

（4）生育期有生育要求者，则需根据基础体温不同的时期予以用药。

（5）体质情况：邪实、体虚、虚实夹杂等，制订不同的治疗方案。

如患者邪实体健，主诉痛经、月经量多者，治以解毒、消癥、化瘀、散结。基本方药：金银花、茜草炭、荷叶、茵陈、生牡蛎、青蒿、大小蓟、当归。随症加减：痛甚者，加三七；月经提前者，重用生牡蛎加莲须；排卵后（参照BBT）用香附、白术；瘀热者，加金银花；BBT上升期短，加莲须、地骨皮、覆盆子、莲子心；体虚者，加太子参；血虚夹瘀者，加当归；邪实者，清热固冲，加夏枯草、百合。柴老师云"哪一段活跃，哪一段用药"，简便实用。

如患者体弱邪实，治以养血活血，软坚散结，兼以扶正。

基本方药：益母草、茜草炭、川芎、瞿麦、浙贝、生牡蛎、炒杜仲、太子参。柴老师云"连打带拉"，形象生动。

四、典型医案剖析

案1 秋某，31岁，未婚，未育。初诊日期：2011年10月18日。

主诉：痛经进行性加重3年。

现病史：患者以往痛经，2008年无痛人流术后痛经症状进行性加重，经期腹痛由1天增至5天，进而延至经后腹痛3～5天，需用止痛药物5～10天，经间期血性带下，同房时腹痛加重。月经周期由28天缩短至23天，经期延长由6天延至10天。B超检查诊断为子宫腺肌病。

刻下症：末次月经9月27日至10月7日，前次月经9月4日至9

日，诉 10 月 8 日同房后少量出血及腹痛至今，纳食一般，大便黏腻，睡眠不佳。舌淡嫩，苔白腻，脉细弦滑。

经孕胎产史：月经 $13\frac{6\sim7}{28\sim29}$ 天，量中，痛经（+）。未婚，G1P0，2008 年无痛人流术。工具避孕。

病情分析：患者从少女时开始痛经，但不甚严重，3 年前无痛人流术后，痛经症状日益加重，经期腹痛由 1 天增至 5 天，进而延至经后腹痛 3～5 天，需服止痛药物 5～10 天，同房时腹痛加重。月经周期由 28 天缩短至 23 天，经期延长由 6 天延至 10 天，经间期血性带下。B 超诊断为子宫腺肌病。根据症状、病史、B 超检查，临床诊断为子宫腺肌病。证属中医学"月经病""癥瘕"。

中医诊断：月经病（痛经、月经先期、经期延长），癥瘕。

西医诊断：月经失调，子宫腺肌病。

辨证：邪伏冲任，湿瘀互结，冲任失调。

治法：清解邪毒，软坚散结，调经止痛。

方药：

冬瓜皮 15g	炒薏苡仁 12g	生牡蛎 15g	茜草炭 12g
花蕊石 10g	地骨皮 10g	连 翘 10g	黄 芪 10g
蒲公英 10g	荷 叶 10g	炒白芍 10g	瞿 麦 10g
三七粉 3g（分冲）	生甘草 6g		

21 剂。水煎服，日一剂，分温两服。

医嘱：复查盆腔 B 超，测 BBT，查女性激素 6 项，查 CA-125。

柴老师云："学习和掌握现代医学技术，是中医望、闻、问、切诊疗技术的延伸与丰富。"

方解：柴老师云："面对疑难杂症，组方需以组为单位。"①清解邪毒：蒲公英、连翘、生甘草。②除湿化浊：冬瓜皮、炒薏苡仁、瞿麦、荷叶。③软坚散结：花蕊石、生牡蛎、连翘、茜草炭。④调经止痛：炒白芍、生甘草、三七面。⑤加生黄芪，扶正祛邪；加地骨皮，清下焦血海之虚火。

治疗结果：3 个月后随访，患者携方返乡，连续服药 3 个月，月经周期 25 ～ 28 天，经期 6 ～ 7 天，经量中，行经腹痛 1 ～ 3 天，疼痛可忍，不用服止痛药；经间期出血症状消失。盆腔 B 超、CA–125 等未查。

案 2　张某，女性，23 岁，未婚，未育。初诊日期：2003 年 3 月 25 日。

主诉：痛经伴经期发热 12 年，加重 3 年。

现病史：患者 11 岁月经初潮，即行经腹痛，量多，周期规律。12 年前行经时感冒，高烧数日，此后逢经期发热 2 ～ 3 日，体温 38℃左右，痛经，月经量多。近 3 年痛经症状进行性加重，月经期发烧，需服止痛药及卧床 3 天。

刻下症：末次月经 2003 年 3 月 20 日，痛经服止痛药 3 日，发烧38℃，恶心纳差，腹痛腹泻，卧床 3 天。舌肥暗，苔白，舌心苔剥，脉细滑。

经孕胎产史：未婚。月经 $11\frac{7}{30}$ 天，经量多，痛经（＋），无性生活史。

辅助检查：2001 年 B 超：子宫 8.5cm×8.8cm×7.7cm 肌层回声不均，前壁可见 6.2cm×4.5cm×4.5cm 中等回声，宫底可见 3.4cm×3.3cm×3.0cm 中等回声。左卵巢 4.3cm×2.2cm，右卵巢 4.0cm×2.1cm。提示：子宫腺肌症。

2003 年 3 月 14 日 B 超：子宫 10.9cm×10.1cm×6.0cm，内可见 7.0cm×5.2cm×3.5cm 中等回声，双附件未见异常。提示：子宫腺肌症。

病情分析：患者原发痛经，12 年前行经时感受外邪侵袭，高热数日，邪伏于冲任血海，伺机而动，逢经期发作。邪伏冲任，与血搏结，结聚成癥。近 3 年痛经症状进行性加重，需服止痛药及卧床 3 天，并伴见发热（38℃）症状。患者经期恶心纳差，腹痛腹泻。舌肥淡，苔白，舌心苔剥脱，脉细滑无力。此为久病气阴两伤，脾虚失度。结合 2001 年与 2003 年

B超检查提示，子宫腺肌症病情进展快，病势活跃，需积极治疗。

中医诊断：痛经，癥瘕。

西医诊断：子宫腺肌病。

诊疗思路：患者年23岁，未婚，要求保守治疗，控制病情。柴老师临证指出，患者年轻未婚，首选中药保守治疗，病情进展快，病势活跃，用药须加大力度，力争尽快控制病情进一步发展。

辨证：邪伏冲任，结聚成癥。

治法：清热解毒，散结消癥，化瘀止痛。

方药：

鱼腥草20g   野菊花30g   夏枯草12g   川　柏6g

生牡蛎30g   海　藻5g   川　贝10g   益母草10g

血　竭0.6g^{（冲服）}川楝子6g

21剂。水煎服，日一剂，分温两服。

方解：全方以清热解毒为主，患者起病源自经期感冒，毒热之邪侵袭，而后伏于冲任血海，逢经期伺机而动，经期发热，故重用野菊花30g，鱼腥草20g，夏枯草12g全力清解毒热之邪。加川柏6g入下焦，意在清解下焦冲任血海之伏邪；患者胞宫结聚癥瘕，近期增长迅速，故以生牡蛎30g，川贝10g，海藻5g为辅散结消癥，力图尽快控制活跃发展的病情；兼以化瘀止痛，用益母草10g，川楝子6g，血竭0.6g，柴老师云血竭可以"杀恶血，破坏血"，而子宫腺肌病之瘀血，亦非好血，乃恶血、坏血也。血竭，祛瘀行滞，止血定痛，但有破血之弊，柴老师临床极少使用，用之必反复斟酌剂量，药到即止。

柴老师临证时特别指出："加强用药力度，不等于无所顾忌。"患者23岁未婚，今后还要面临结婚生子，必须保护其生育功能，因此选用川柏入下焦冲任血海；如果患者40多岁无生育要求，则可用苦丁茶效果更好，据《药典》注："苦丁断子。"反观其意，苦丁茶可抑制冲任血海过分活跃之功能。患者久病虽气阴已伤，但从目前病情分析，癥瘕增长较快，病势汹汹，经期高热提示正气存内尚可抗邪，待病情得到有效控制后，可于方中加入益气健脾扶正之品，缓缓图治，方为长久之计。

二诊：2003 年 4 月 15 日。患者纳少，便稀，寐多梦，水样带下量多，末次月经 3 月 20 日。舌肥暗，苔白，舌心苔剥，脉细滑。

方药：

鱼腥草 20g	夏枯草 12g	益母草 10g	茯　苓 12g
泽　泻 6g	金银花 12g	连　翘 12g	青　蒿 10g
鳖　甲 10g	太子参 12g	三七面 3g^{（分冲）}	

21 剂。水煎服，日一剂，分温两服。

患者前次月经 3 月 15 日，目前正值经前期，继以前法清热解毒，化瘀行滞，加入太子参、三七面，扶正、化瘀、止血、止痛。

三诊：2003 年 4 月 28 日。末次月经 4 月 19 日，经期发热未作，痛经 3 日，未服止痛药。纳食尚可，腹痛便稀，夜寐多梦，水样带下量多。舌肥暗，苔剥，脉细滑。

方药：

鱼腥草 15g	野菊花 12g	夏枯草 12g	益母草 12g
生牡蛎 20g	川　贝 10g	连　翘 12g	瞿　麦 10g
茯　苓 12g	泽　泻 6g	川黄柏 3g	三七面 3g^{（分冲）}
冬瓜皮 12g	桔　梗 12g		

21 剂。水煎服，日一剂，分温两服。

四诊：2003 年 5 月 12 日。末次月经 4 月 19 日，纳可，便稀，寐安，带下量多。舌肥暗，苔剥，脉细滑。

方药：

茯　苓 12g	泽　泻 6g	炒薏苡仁 15g	夏枯草 10g
陈　皮 10g	青　蒿 12g	鳖　甲 10g	益母草 10g

茵　陈 12g　　　川　贝 6g　　　连　翘 10g　　　三七面 3g^(分冲)

21 剂。水煎服，日一剂，分温两服。

五诊：2003 年 5 月 26 日。末次月经 5 月 19 日，经期发热未作，腹痛隐隐。纳可，便调，寐安，带下略多。舌肥暗，苔薄白，脉细滑。

方药：

茯　苓 12g　　　泽　泻 6g　　　生牡蛎 15g　　　夏枯草 10g

青　蒿 12g　　　鳖　甲 10g　　　益母草 10g　　　瞿　麦 10g

连　翘 10g　　　浙贝母 12g　　　冬瓜皮 12g　　　桔　梗 10g

三七面 3g^(分冲)

21 剂。水煎服，日一剂，分温两服。

六诊：2003 年 6 月 9 日。末次月经 5 月 19 日，纳可，便调，寐安，带下略多。舌肥暗，苔薄白，脉细滑。

方药：

茯　苓 12g　　　泽　泻 6g　　　生牡蛎 15g　　　夏枯草 10g

青　蒿 12g　　　鳖　甲 10g　　　益母草 10g　　　瞿　麦 10g

连　翘 10g　　　浙　贝 12g　　　冬瓜皮 12g　　　桔　梗 10g

三七面 3g^(分冲)

21 剂。水煎服，日一剂，分温两服。

医嘱：三七面 1.5g，日 2 次冲服，经期服。经期停服汤药。

治疗结果：2003 年 9 月随访。患者连续服药 3 个月，痛经及经期发热症状消失。7 月复查 B 超：子宫 8.7cm×8.0cm×6.0cm，前壁见 6.0cm×4.3cm 中等回声，宫底可见 3.0cm×3.3cm 中等回声，提示：子宫腺肌症。

案 3　赵某，女性，35 岁，已婚，已育。初诊日期：2014 年 4 月 1 日。

主诉：痛经 20 余年，加重 3 年。

现病史：患者 13 岁初潮，月经周期规律，28～30 天行经 1 次，经期 7 天，经量稍多，痛经 1～2 天，痛经严重时需服止痛药。患者近 3 年来，月经周期提前，21～23 天一行，经量较前增多，行经腹痛逐渐加重，行经 7 日，痛经 3 天，无法正常工作，影响日常生活，需服用止痛药 2～3 天。2014 年 3 月 4 日 B 超检查提示：子宫小肌瘤，子宫腺肌瘤。

刻下症：平素少腹疼痛隐隐，同房时腹痛加重，肛门坠痛，带下量多，溲赤便干，情绪烦躁，失眠多梦。末次月经 2014 年 3 月 20 日，前次月经 2014 年 2 月 25 日。舌红，苔白干，脉细弦滑。

经孕胎产史：已婚 14 年，G2P1，2000 年人流 1 次，2004 年足月顺产，现工具避孕。月经 $13\frac{7}{28\sim30}$ 天，经量稍多，痛经（++）。

辅助检查：2014 年 3 月 4 日阴道 B 超示子宫前倾位，大小约 8.2cm×6.2cm×4.5cm，内膜厚约 0.8cm。宫体前壁见 0.9cm×0.8cm 低回声团，边界清楚。子宫后壁可见 2.2cm×2.0cm 低回声团，边界模糊。宫颈区可见少许液性区，较大者约 0.5cm×0.4cm，轮廓清晰，内呈无回声。双侧附件区未见明显占位性病变。

超声提示：①子宫前壁低回声团，注意子宫小肌瘤；②子宫后壁低回声团，注意子宫肌瘤或腺肌瘤；③宫颈囊肿。

查血清 CA-125 15.56U/mL。

病情分析：患者痛经 20 多年，近 3 年痛经加重，月经周期提前，月经量增多，平素小腹疼痛隐隐，同房时腹痛加重，肛门坠痛。阴道 B 超提示子宫后壁腺肌瘤 2.2cm×2.0cm 合并子宫前壁小肌瘤 0.9cm×0.8cm。患者主诉痛经求治，说明其症状难以忍受，严重影响生活质量。结合临床症状和阴道 B 超检查可以初步诊断。

中医诊断：痛经，癥瘕。

西医诊断：子宫腺肌瘤合并子宫肌瘤。

诊疗思路：患者主诉痛经、经间期腹痛、同房腹痛，及月经提前、月经量多。结合患者带下量多，溲赤便干，情绪烦躁，失眠多梦，舌红，苔白干，脉细弦滑等症状，辨证为毒热之邪伏于下焦冲任血海，致下焦热盛，血海阴亏，冲任受损，瘀热交织，结聚成癥。审证求因，治病求本，患者虽主诉痛证，但探究其治病原因为毒热之邪作祟，并在下焦冲任血海结聚成癥。因此治以清解毒热为主，活血化瘀、散结消癥为辅，兼以滋阴清热。

辨证：邪伏冲任，瘀阻胞脉，结聚成癥。

治法：清热解毒，化瘀行滞，散结消癥，兼滋阴泻热。

方药：

金银花 12g	夏枯草 12g	旱莲草 12g	生甘草 6g
赤 芍 12g	茜草炭 12g	泽 泻 6g	生牡蛎 20g
浙贝母 12g	莲子心 3g	玉 竹 12g	石 斛 12g

三七面 3g^{（冲服）}

7剂。水煎服，日一剂，分温两服。

方解：方中以金银花、夏枯草、旱莲草、生甘草，清热解毒，泻热祛邪；赤芍、茜草炭、三七面，活血化瘀，止血止痛；生牡蛎、浙贝母，软坚散结；玉竹、石斛，滋阴清热；莲子心泻心火，清心安神；泽泻通利走下，既能清下焦之热邪，又能泻肾经之虚火，使伏邪得出矣。

治疗结果：随访，患者依照上方服药3个月，痛证大减，月经量较前减少，月经周期恢复正常，纳可，便调，寐安。

案 4 刘某，女性，31岁，已婚，未育。初诊日期：2013年2月2日。

主诉：行经腹痛20年，加重5年，伴月经量少、月经后错。

现病史：患者11岁初潮，月经规律 $\frac{5\sim6}{30}$ 天，量中，痛经较重，严重时需口服止痛药。5年前药流1次，药流后月经减少，月经后错，痛经加重，查CA-125升高，B超检查提示"子宫腺肌病"。近2个月无性生活，目前夫妻分居状态，近期无生育要求。

刻下症：末次月经2012年12月15日量少，痛经2天，需服止痛药。前次月经2012年11月18日。今自测尿HCG阴性。现自觉左下腹隐痛，气短，胸闷，情绪抑郁，失眠多梦，大便黏腻，面部痤疮。舌淡暗，苔白腻，脉细滑数。

婚孕经产史：已婚2年，G1P0，2008年药流1次。月经11$\frac{5\sim6}{30}$天，量中，痛经（++）。患者近2年未避孕未孕。目前夫妻两地分居，无性生活。

辅助检查：查CA-125 66.2U/mL。B超提示：子宫腺肌症。

病情分析：患者以往痛经，药流后痛经症状加重，月经量少，月经后错。已婚2年未避孕未孕。检查CA-125升高，B超提示子宫腺肌病。考虑患者子宫腺肌病为宿疾，药物流产后致冲任损伤，月经失调，继发不孕。现患者月经后错，下腹隐痛，气短，胸闷，情绪抑郁，失眠多梦，大便黏腻，面部痤疮。舌淡暗，苔白腻，脉细滑数。此为肝郁脾虚、痰湿阻遏、气血不足、冲任失调之象。

中医诊断：痛经，月经后错，不孕症。

西医诊断：子宫腺肌病，月经失调，继发不孕。

诊疗思路：患者已婚未育，年31岁，正值生育期，但目前夫妻两地分居，近期无性生活，要求中药调理。主诉"痛经，月经量少，月经后错"，根据患者主要求诊目的，治以疏肝健脾，益肾养血，调和冲任。

辨证：肝郁脾虚，痰湿阻遏，气血不足，冲任失调。

治法：舒肝健脾，除湿化痰，理气养血，调和冲任。

方药：

首乌藤15g	钩　藤10g	浮小麦15g	泽　兰10g
广木香3g	绿萼梅6g	当　归10g	菟丝子15g
远　志5g	百　合12g	生甘草5g	香　附10g

7剂。水煎服，日一剂，分温两服。

二诊：2013年4月27日。患者末次月经2013年3月27日，痛经（＋），月经量少，行经5天，痛经2天，服止痛药1天。前BBT不典型双相，现有BBT上升5天。前次月经2013年2月23日。分居中无性生活。纳可，眠佳，大便不爽。舌淡暗，苔白，脉细滑。

方药：

北沙参15g	浙贝母10g	桔　梗10g	阿胶珠10g
女贞子15g	月季花6g	当　归10g	何首乌10g
茵　陈10g	荷　叶10g	柴　胡5g	枳　壳10g
槐　花5g	桂　枝2g	泽　泻10g	丹　参15g

20剂。水煎服，日一剂，分温两服。

三诊：2013年6月22日。末次月经2013年6月5日，前次月经2013年5月6日，行经6天，痛经1天，未服止痛药，月经量较前增多。BBT不典型双相。面部痤疮，大便不爽。舌暗红，苔白腻，脉细滑。

方药：

阿胶珠12g	玉　竹10g	金银花10g	枳　壳10g
生甘草5g	浙贝母10g	黄　精10g	月季花6g
大腹皮10g	泽　泻10g	猪　苓6g	桔　梗10g
苦杏仁6g			

20剂。水煎服，日一剂，分温两服。

四诊：2013年9月14日。患者末次月经2013年9月3日，前次月经2013年8月3日。BBT不典型双相。月经周期恢复正常，经量中，痛经症状明显减轻。纳可，便调，眠佳，面部痤疮好转。舌暗，苔白，脉细滑。

方药：

北沙参10g	桃　仁10g	茜　草10g	炒白术10g
月季花6g	肉苁蓉6g	阿胶珠12g	枸杞子10g

浙贝母 10g　　　车前子 10g　　　三　棱 10g

10 剂。水煎服，日一剂，分温两服。

五诊：2013 年 11 月 2 日。患者 1 周前患感冒，BBT 未测，现感冒已愈。末次月经 2013 年 11 月 1 日，正值经期，月经规律，经量正常，痛经未作。纳可，便调，眠佳。前次月经 2013 年 10 月 1 日。舌暗红，苔白，脉细滑。

方药：

芦　根 10g	车前子 10g	枳　壳 10g	苦杏仁 6g
青　蒿 6g	鱼腥草 15g	月季花 6g	菟丝子 15g
旱莲草 15g	白茅根 15g	瞿　麦 6g	三　棱 10g
枳　壳 10g			

20 剂。水煎服，日一剂，分温两服。

第一阶段治疗分析：患者经过五诊的中药调理，目前月经正常，痛经消失，患者要求停药试孕。

六诊：2014 年 6 月 21 日。患者试孕 7 个月，未孕。末次月经 2014 年 6 月 7 日，月经量中，经期腹痛隐隐。BBT 未测，前次月经 2014 年 5 月 5 日。纳可，便调，眠安。舌暗淡，脉细滑无力。

方药：

阿胶珠 10g	枸杞子 10g	地骨皮 10g	北沙参 15g
太子参 10g	玉　竹 10g	茯　苓 10g	当　归 10g
生甘草 5g	山　药 10g	槐　花 6g	泽　泻 10g

20 剂。水煎服，日一剂，分温两服。

患者试孕 7 个月未孕而复诊，就诊主诉"求子"。患者以往药物流产 1 次，已婚 2 年未避孕未孕，属"继发不孕症"。根据患者目前症状，辨证为气虚血亏之证，治以益气养血，调经助孕。

七诊：2014 年 8 月 30 日。末次月经 2014 年 8 月 11 日，经量偏少，

前次月经 7 月 8 日，前 BBT 不典型双相。舌暗淡，苔白，脉细滑。

方药：

阿胶珠 10g	太子参 15g	白　芍 15g	女贞子 15g
生甘草 6g	山　药 15g	杜　仲 10g	合欢皮 10g
路路通 10g	车前子 10g	当　归 10g	三　棱 10g

20 剂。水煎服，日一剂，分温两服。

八诊：2014 年 10 月 18 日。末次月经 2014 年 9 月 19 日，腹痛隐隐，前 BBT 不典型双相，近日未测。患者近期与丈夫两地分居，无性生活。焦虑，失眠，舌暗淡，苔白，脉细滑。

方药：

当　归 10g	泽　兰 10g	女贞子 10g	百　合 10g
月季花 6g	太子参 10g	桃　仁 10g	夏枯草 10g
菟丝子 15g	三　棱 10g	泽　泻 10g	路路通 10g

20 剂。水煎服，日一剂，分温两服。

九诊：2014 年 12 月 6 日。末次月经 2014 年 11 月 13 日，月经量中，腹痛隐隐，前 BBT 不典型双相。前次月经 2014 年 10 月 13 日，现 BBT 有上升。面部痤疮复发，心烦失眠，大便不爽，分居中无性生活。舌暗淡，苔黄腻，脉细滑。

方药：

生牡蛎 15g	地骨皮 10g	瞿　麦 5g	茵　陈 12g
生甘草 6g	浙贝母 10g	莲子心 3g	荷　叶 10g
百合 10g	夏枯草 10g	金银花 10g	三七面 3g^{（冲服）}

20 剂。水煎服，日一剂，分温两服。

医嘱：三七面 1.5g 冲服，日 2 次，经期服。

十诊：2015 年 2 月 7 日。末次月经 2015 年 1 月 18 日，前 BBT 不典型双相。前次月经 2014 年 12 月 18 日，现 BBT 上升，无性生活。舌淡暗，苔薄白，脉细滑。

方药：

阿胶珠 12g　　桔　梗 10g　　茵　陈 10g　　川　芎 5g

荷　叶 10g　　炒白术 10g　　续　断 15g　　桃　仁 10g

丝瓜络 10g　　郁　金 5g　　瞿　麦 6g　　三　棱 10g

巴戟天 3g

20 剂。水煎服，日一剂，分温两服。

十一诊：2015 年 4 月 11 日。2015 年 3 月 22 日，现 BBT 典型上升 2 天，无性生活。前次月经 2015 年 2 月 17 日。舌暗淡，脉沉滑。

方药：

枸杞子 15g　　续　断 15g　　炒白术 10g　　茵　陈 10g

茯　苓 10g　　夏枯草 10g　　砂　仁 5g　　川　芎 6g

月季花 6g　　菟丝子 15g　　旱莲草 10g　　川楝子 6g

枳　壳 10g　　百　合 10g

20 剂。水煎服，日一剂，分温两服。

医嘱：患者积极备孕。

十二诊：2015 年 6 月 6 日。前次月经 2015 年 4 月 24 日，前 BBT 典型双相，末次月经 2015 年 5 月 27 日，目前未避孕有性生活。纳可，便调，寐安。舌暗淡，脉细滑。

2015 年 6 月 5 日查 B 超示：子宫大小 5.5cm×5.1cm×5.2cm，内膜厚 0.7cm，双卵巢卵泡均大于 12 个，大小均小于 1.0cm。2015 年 4 月 26 日查女性激素：LH 4.20mIU/L，FSH 4.15mIU/L，E_2 27.72pmol/L，T 51.66nmol/L。

方药：

车前子 10g　　肉　桂 3g　　续　断 15g　　三　棱 10g

当　归 10g　　炒白术 10g　　荷　叶 10g　　茯　苓 10g

薏苡仁 15g　　　丝瓜络 10g　　　月季花 6g　　　菟丝子 15g

20 剂。水煎服，日一剂，分温两服。

第二阶段治疗分析：患者经 7 次复诊，目前身体状态良好，月经正常，BBT 典型双相。鼓励患者积极创造条件试孕。

十三诊：2015 年 7 月 11 日。末次月经 2015 年 5 月 27 日，现已孕 45 天，7 月 10 日查 HCG 20472.4IU/L，P 40.0nmol/L。诉近日烦热，纳差，小腹隐痛。舌暗淡，苔白，脉细滑。

方药：

菟丝子 15g　　　荷　叶 10g　　　炒白术 10g　　　茯　苓 10g

苎麻根 10g　　　黄芩炭 10g　　　莲　须 5g　　　　覆盆子 15g

芦　根 10g　　　佩　兰 3g　　　　侧柏炭 10g

7 剂。水煎服，日一剂，分温两服。

十四诊：2015 年 7 月 25 日。孕 8 周，近日感冒，咽痛，发烧，T 38.5℃。舌苔薄黄，脉细滑。

方药：

芦　根 20g　　　白茅根 15g　　　金银花 10g　　　茯　苓 10g

苎麻根 10g　　　荷　叶 10g　　　玉蝴蝶 3g　　　　山　药 10g

佩　兰 3g

7 剂。水煎服，日一剂，分温两服。

十五诊：2015 年 8 月 8 日。已孕 10 周，BBT 稳定（图附 1），近日再次感冒，咽痛，发烧，T 37.5℃。舌暗红，脉细滑。

方药：

覆盆子 10g　　　侧柏炭 15g　　　芦　根 10g　　　金银花 10g

苎麻根 10g　　　黄　芩 6g　　　　玉蝴蝶 3g　　　　桑寄生 15g

枸杞子 15g　　　地骨皮 10g　　　山　药 15g　　　　炒白术 10g

莲　须 5g　　　　旱莲草 15g

14剂。水煎服，日一剂，分温两服。

第三阶段治疗分析：患者成功怀孕，因起居不慎或体质因素，妊娠期间复感外邪，予以清热解毒，固肾安胎。

治疗结果：2016年2月28日足月顺产，男婴，3.6kg，母子平安。

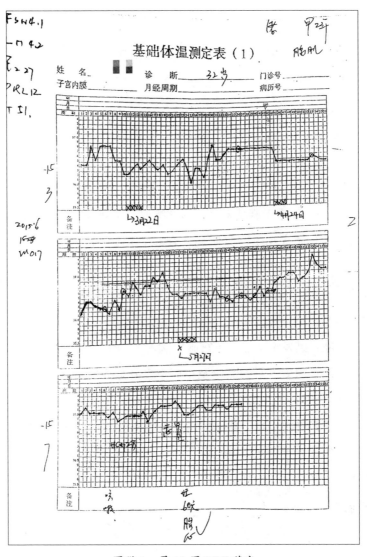

图附1　孕10周BBT稳定

案 5 王某，女性，40 岁，已婚，未育。初诊日期：2013 年 12 月 14 日。

主诉： 继发不孕 5 年，子宫腺肌病 2 年。

现病史： 患者结婚 6 年，曾于 2008 年孕 4 个月自然流产 1 次，5 年来未避孕未孕。近 2 年行经腹痛，进行性加重，B 超检查提示子宫腺肌病。血清 CA-125 升高。2013 年 11 月在某医院行人工助孕试管婴儿，取卵 5 枚，卵子质量差，受精失败，建议中药治疗调理。

刻下症： 末次月经 2013 年 11 月 19 日，前次月经 2013 年 10 月 2 日。舌淡，脉细滑。

经孕胎产史： 已婚 6 年，G1P0，自然流产 1 次。未避孕。月经 $13\frac{7}{30\sim40}$ 天，量中，近 2 年痛经（＋）。

病情分析： 患者以往月经后错，已婚 6 年，5 年前孕 4 个月小产，有"不良妊娠史"；5 年来未避孕未孕，为"继发不孕症"；近 2 年来行经腹痛，进行性加重，B 超提示子宫腺肌病，查 CA-125 升高；1 个月前人工助孕试管婴儿，取卵 5 枚，卵子质量差，受精失败。患者求治目的在于调理身体，求子。

中医诊断： 不孕症，痛经，癥瘕。

西医诊断： 继发不孕症，子宫腺肌病。

诊疗思路： 患者有月经后错及小产不良妊娠病史，肾虚冲任不足；又有子宫腺肌病、继发不孕症之宿疾，邪伏冲任，瘀阻胞宫；近期试管婴儿人工受孕失败，气血亏虚，冲任损伤，治以补益气血、益肾调经。

辨证： 气虚血亏，冲任损伤。

治法： 益气养血，益肾调经。

方药：

太子参 12g	当 归 10g	远 志 5g	茯 苓 10g
夏枯草 10g	白 术 10g	川 断 15g	何首乌 10g

菟丝子 15g　　　桂　枝 3g　　　阿胶珠 12g　　　冬瓜皮 10g

白扁豆 10g　　　香　附 10g

40 剂。水煎服，日一剂，分温两服。

二诊：2014 年 2 月 22 日。末次月经 2014 年 1 月 14 日，前 BBT 单相，现 BBT 单相。前次月经 2013 年 11 月 19 日。舌苔白，脉细滑。

方药：

冬瓜皮 15g　　　茯　苓 10g　　川　断 15g　　夏枯草 12g

桂　枝 2g　　　车前子 10g　　郁　金 6g　　　当　归 10g

山　药 15g　　　薏　米 20g　　菟丝子 15g　　桔　梗 10g

香　附 10g　　　猪　苓 6g

40 剂。水煎服，日一剂，分温两服。

中药调理后，患者月经来潮，月经后错，基础体温单相，无排卵。

医嘱：暂时避孕。

三诊：2014 年 4 月 4 日。末次月经 2014 年 3 月 19 日，前 BBT 不典型双相，波动明显。前次月经 2014 年 1 月 14 日。舌淡，脉细滑。

2014 年 3 月 20 日查女性激素：FSH 6.17U/L，LH 2.1 mU/mL，E_2 96.5pmol/L，T < 0.69。

方药：

阿胶珠 12g　　　白　术 10g　　川　芎 5g　　　泽　兰 10g

何首乌 10g　　　川　断 15g　　茵　陈 12g　　薏　米 20g

月季花 6g　　　大腹皮 10g　　百　部 10g　　车前子 10g

瞿　麦 6g　　　当　归 10g

40 剂。水煎服，日一剂，分温两服。

四诊：2014 年 5 月 17 日。末次月经 2014 年 4 月 25 日，前 BBT 不典型双相，腹痛剧烈，需服止痛片，前次月经 2014 年 3 月 19 日。舌肥暗，苔白厚，脉细滑无力。

2014 年 5 月 5 日超声检查：子宫 6.3cm×4.8cm×6.3cm，肌层回声不均，子宫底可见 4.8cm×3.8cm×3.2cm 低回声结节，内膜 0.8cm。

方药：

冬瓜皮 20g	砂　仁 3g	大腹皮 10g	广木香 3g
川　芎 5g	桂　枝 3g	荷　梗 10g	丝瓜络 15g
月季花 6g	枳　壳 10g	百　合 12g	苏　木 10g
三七粉 3g	金银花 12g	鱼腥草 15g	

20 剂。水煎服，日一剂，分温两服。

患者 1 月、2 月 BBT 单相，3 月、4 月 BBT 不典型双相，近期 BBT 明显好转（图附 2），出现痛经症状，提示随着卵巢排卵功能恢复并日趋好转，子宫腺肌病进行性加重。

五诊：2014 年 6 月 21 日。末次月经 2014 年 6 月 7 日，前 BBT 不典型双相，前次月经 4 月 25 日，经期腹痛症状减轻。二便调，舌肥淡，暗苔白，脉细滑。

方药：

冬瓜皮 20g	大腹皮 10g	女贞子 15g	茵　陈 12g
白扁豆 10g	生牡蛎 15g	瞿　麦 6g	白　芍 10g
夏枯草 10g	浙贝母 10g	川　芎 5g	荷　叶 10g
枳　壳 10g	佩　兰 3g	三七面 3g（冲服）	

20 剂。水煎服，日一剂，分温两服。

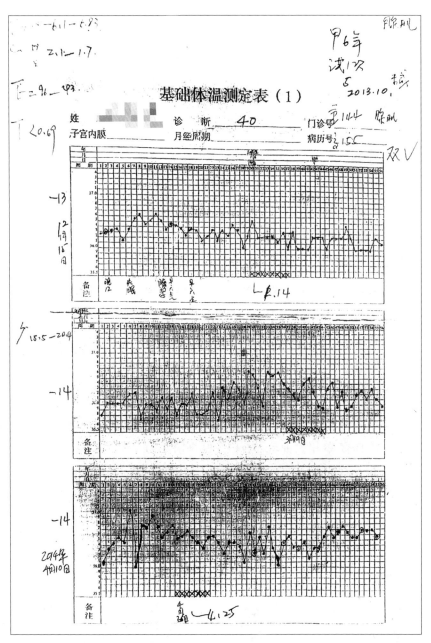

图附2　1月、2月BBT单相，3月、4月BBT不典型双相，近期BBT明显好转

六诊：2014 年 7 月 26 日。末次月经 2014 年 6 月 7 日，现 BBT 上升 12 天。舌暗肥，脉细滑。

方药：

阿胶珠 12g	当　归 10g	远　志 5g	月季花 6g
丝瓜络 15g	大腹皮 10g	生牡蛎 15g	茜草炭 12g
柴　胡 5g	三七面 3g^{（冲服）}	杜　仲 10g	炒白芍 10g

三七面 3g（冲服）

20 剂。水煎服，日一剂，分温两服。

七诊：2014 年 8 月 30 日。末次月经 2014 年 7 月 28 日，前 BBT 不典型双相，末次月经 6 月 7 日。自汗，舌淡暗，苔黄腻，脉细滑。

方药：

冬瓜皮 20g	茵　陈 12g	广木香 3g	大腹皮 15g
川　芎 5g	泽　泻 10g	丹　参 10g	合欢皮 10g
杜　仲 10g	丝瓜络 15g	竹　茹 6g	黄　芩 6g
桃　仁 10g			

20 剂。水煎服，日一剂，分温两服。

八诊：2014 年 9 月 27 日。末次月经 2014 年 9 月 6 日，前 BBT 不典型双相，现 BBT 单相。舌暗，苔白，脉细滑无力。

2014 年 9 月 8 日（月经第 3 天）查性激素：FSH 6.83mIU/L，LH 1.70mIU/L，E_2 43pmol/L。2014 年 9 月 25 日（月经第 19 天）超声检查：子宫 6.5cm×5.5cm×6.5cm，肌层回声不均，内膜 0.9cm，双附件未见异常回声。

方药：

枸杞子 15g	砂　仁 3g	泽　兰 10g	茵　陈 12g
茯　苓 10g	陈　皮 6g	炒白术 10g	川　断 15g
生麦芽 12g	龙眼肉 12g	枳　壳 10g	苏　木 10g

20 剂。水煎服，日一剂，分温两服。

医嘱：患者积极备孕，患者表示丈夫经常出差在外，无法安排。

九诊：2014 年 11 月 1 日。末次月经 2014 年 10 月 21 日，前 BBT 不典型双相，前次月经 9 月 6 日。舌肥嫩，苔白，脉细滑。

方药：

枸杞子 15g	茵　陈 12g	菟丝子 15g	山　药 15g
白　术 12g	荷　叶 10g	浙贝母 12g	黄　芩 6g
地骨皮 10g	陈　皮 6g	月季花 6g	杜　仲 10g

20 剂。水煎服，日一剂，分温两服。

十诊：2014 年 11 月 29 日。末次月经 2014 年 10 月 21 日，现 BBT 单相。2014 年 6 月至 10 月 BBT 见图附 3。舌苔白，脉细滑。

方药：

车前子 10g	金银花 10g	枳　壳 10g	茜草炭 12g
荷　叶 10g	生麦芽 10g	三　棱 10g	路路通 10g
郁　金 6g	茵　陈 12g	白扁豆 10g	川　芎 5g
土茯苓 15g	杜　仲 10g		

20 剂。水煎服，日一剂，分温两服。

十一诊：2014 年 12 月 27 日。末次月经 2014 年 12 月 4 日，经量少，前 BBT 单相。前次月经 10 月 21 日。舌肥，苔黄厚腻，脉细滑无力。

方药：

柴　胡 5g	生麦芽 12g	佩　兰 3g	砂　仁 3g
益母草 10g	荷　叶 10g	大腹皮 10g	槐　花 6g
茵　陈 12g	清半夏 5g	菟丝子 15g	杜　仲 10g

20 剂。水煎服，日一剂，分温两服。

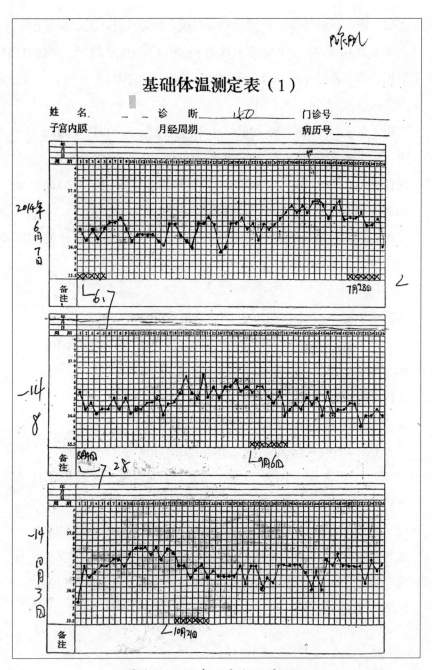

图附3 2014年6月至10月BBT

十二诊：2015 年 1 月 24 日。末次月经 2015 年 1 月 6 日，前 BBT 不典型双相，上升 9 天，经期腹痛明显。舌苔白干，脉细滑。

方药：

柴　胡 5g	茵　陈 12g	鱼腥草 12g	荷　叶 10g
夏枯草 12g	冬瓜皮 10g	生麦芽 12g	月季花 6g
瞿　麦 6g	川　芎 5g	益母草 10g	香　附 10g
金银花 12g	杜　仲 10g	生甘草 6g	

20 剂。水煎服，日一剂，分温两服。

十三诊：2015 年 4 月 18 日。末次月经 2015 年 4 月 14 日，前 BBT 不典型上升 14 天。前次月经 2 月 18 日，前 BBT 不典型上升 14 天，近 3 个月无性生活。舌肥淡，苔白干，脉沉细滑。

方药：

当　归 10g	砂　仁 3g	丹　参 10g	川　芎 5g
清半夏 5g	夏枯草 12g	瞿　麦 10g	月季花 6g
茯　苓 10g	大腹皮 12g	丝瓜络 15g	川　断 15g
生麦芽 12g	菟丝子 15g		

20 剂。水煎服，日一剂，分温两服。

医嘱：积极备孕，患者表示目前分居中，无法安排。

十四诊：2015 年 5 月 23 日。末次月经 2015 年 5 月 23 日，量中等，痛经症状加重；前 BBT 近典型双相，前次月经 4 月 14 日，月经后 BBT 波动。舌淡暗，苔白，脉细滑。2014 年 12 月至 2015 年 5 月 BBT 见图附 4。

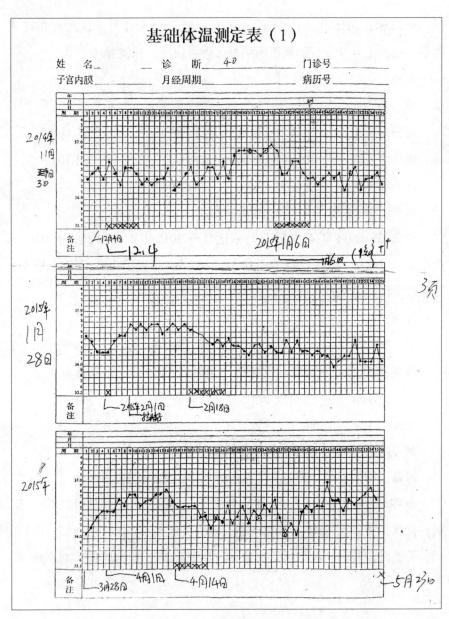

图附 4   2014 年 12 月至 2015 年 5 月 BBT

方药：

生牡蛎 15g　　　茜草炭 10g　　　瞿　麦 6g　　　砂　仁 3g

荷　叶 10g　　　野菊花 10g　　　川　断 15g　　　浙　贝 12g

桃　仁 10g　　　女贞子 15g　　　月季花 6g　　　苏　木 10g

生麦芽 12g

20 剂。水煎服，日一剂，分温两服。

目前患者一般情况良好，BBT 提示排卵明显好转，建议积极备孕，亦可再次人工助孕。患者表示目前分居中。

十五诊： 2015 年 6 月 20 日。末次月经 2015 年 5 月 23 日，现 BBT 典型上升 1 天。丈夫近日出差，无性生活。舌淡，脉细滑。

方药：

覆盆子 15g　　　白　术 10g　　　远　志 5g　　　桔　梗 10g

柴　胡 5g　　　百　合 10g　　　莲　须 6g　　　莲子心 3g

椿　皮 6g　　　女贞子 15g　　　白　芍 10g　　　菟丝子 15g

阿胶珠 12g

20 剂。水煎服，日一剂，分温两服。

十六诊： 2015 年 7 月 25 日。末次月经 2015 年 6 月 30 日，前 BBT 不典型双相，经期腹痛改善。舌淡暗，脉细滑。

方药：

旋覆花 10g　　　生牡蛎 15g　　　柴　胡 5g　　　当　归 10g

茜草炭 12g　　　茵　陈 12g　　　金银花 12g　　　夏枯草 12g

青　蒿 6g　　　合欢皮 10g　　　生麦芽 12g　　　地骨皮 10g

百　合 12g

20 剂。水煎服，日一剂，分温两服。

十七诊： 2015 年 8 月 22 日。末次月经 2015 年 8 月 3 日，经前 BBT 单相。舌淡，苔白，脉细滑。

2015 年 8 月 13 日（月经第 10 天）超声检查：子宫 7.6cm×6.1cm× 6.7cm，后壁见一低回声结节 1.2cm×0.9cm，内膜 0.6cm，双卵巢均可见多个囊性回声，左侧较大直径 1.3cm，右侧较大直径 1.0cm。CA-125 76.10U/mL。

方药：

生牡蛎 15g	太子参 12g	砂　仁 3g	远　志 5g
川　断 15g	夏枯草 12g	瞿　麦 6g	生麦芽 12g
大腹皮 10g	茵　陈 12g	杜　仲 10g	三七粉 3g^{（冲服）}

20 剂。水煎服，日一剂，分温两服。

十八诊：2015 年 10 月 17 日。前次月经 2015 年 9 月 7 日，经期腹痛加重，末次月经 2015 年 10 月 16 日，经期腹痛减轻，前 BBT 不典型双相。舌淡，苔白，脉细滑。

方药：

冬瓜皮 20g	泽　兰 10g	茵　陈 12g	白扁豆 10g
黄　芩 6g	茜　草 12g	瞿　麦 6g	金银花 12g
广木香 3g	菟丝子 15g	柴　胡 5g	三七粉 3g^{（冲服）}
三　棱 10g			

20 剂。水煎服，日一剂，分温两服。

十九诊：2015 年 11 月 7 日。末次月经 2015 年 10 月 16 日，经前 BBT 不典型双相，经期腹痛减轻，有血块，现低温相。二便调。舌淡暗，脉细滑。2015 年 5 月至 10 月 BBT 见图附 5。

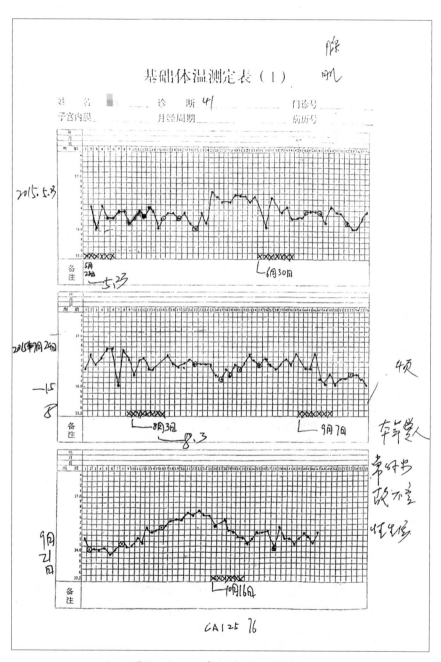

图附5　2015年5月至10月BBT

方药：

生牡蛎 15g	茜　草 12g	三　棱 10g	车前子 10g
柴　胡 5g	炒白芍 10g	广木香 3g	月季花 6g
川　芎 5g	杜　仲 10g	茵　陈 12g	扁　豆 10g

20 剂。水煎服，日一剂，分温两服。

治疗结果：患者经中药调理，卵巢功能逐渐恢复并好转，同时子宫腺肌病也不可避免地渐渐加重，不孕症与子宫腺肌病治疗只能兼顾进行，考虑患者年龄，建议积极备孕，亦可择机再行人工助孕。

柴老师云："子宫腺肌病之不孕症的治疗，确是难上加难，左右为难。"

案 5　石某，女性，32 岁，已婚，未育。初诊日期：2010 年 6 月 22 日。

主诉：经期腹痛 16 年，进行性加重 4 年，胚胎停止发育 3 次。

现病史：患者 2006 年 3 月孕 7$^+$ 周，胚胎停止发育，行清宫术后出现经期腹痛，并呈进行性加重，B 超检查提示：子宫腺肌病。

刻下症：纳可，眠安，二便调，带下量多，有异味。末次月经 2010 年 6 月 10 日，量少、色淡红，经行 6 天，痛经 3 天。舌淡肥，苔白腻，脉沉弦滑。

经孕胎产史：月经 16 $\frac{6}{28\sim90}$ 天，量偏少，痛经（＋）。结婚 6 年，G5P0。2000 年人工流产 1 次；2001 年药物流产 1 次；2006 年 3 月药物促排卵，孕 7$^+$ 周胚胎停止发育，行清宫术；2009 年 8 月，孕 7$^+$ 周胚胎停止发育，行清宫术；2010 年 1 月，孕 8$^+$ 周胚胎停止发育，行清宫术。

既往病史：2003 年黄体破裂，保守治疗。无传染病史，无其他疾病病史。否认药物及食物过敏史。

辅助检查：2010 年 3 月 30 日 B 超。子宫大小：5.1cm×5.3cm×4.3cm，形态饱满，后壁增厚，回声不均，内膜厚 0.7cm。右卵巢 3.3cm×1.8cm，内见最大卵泡 0.8cm×0.6cm；左卵巢 2.8cm×1.4cm，内

见最大卵泡 1.4cm×0.8cm。CDFI 未探及异常血流信号。超声提示：子宫腺肌病。输卵管造影：双侧输卵管通畅。2010 年 6 月 11 日查女性激素：T 55.85ng/dL，E_2 41pg/mL，FSH 7.9U/L，LH 5.06U/L，PRL 12.18ng/mL。CA-125 51U/mL（0～35U/mL）。

病情分析：既往患者于 2000 年、2001 年两次流产导致冲任受损；2006 年胚胎停止发育，行清宫术后开始出现痛经呈进行性加重，并继而发现子宫腺肌病，此乃湿热毒邪乘冲任损伤之虚而入，与血搏结，结聚于胞宫，发为"癥瘕"。癥瘕和伏邪继续损伤冲任，继而于 2009 年、2010 年又连续发生 2 次胚胎停止发育，发为"滑胎"。

中医诊断：癥瘕，滑胎。

西医诊断：子宫腺肌病，复发性流产。

诊疗思路：患者多次流产和清宫术，损伤冲任胞宫，邪毒乘虚而入，阻滞气血，不通则痛，症见痛经且进行性加重；日久成瘀，而致胞宫瘕聚成形，发为癥瘕病。正如《素问·骨空论》云："任脉为病，男子内结七疝，女子带下瘕聚。"冲为血海，任主胞胎，今二脉受损，且胞宫瘀阻，难以濡养胞胎，故相继出现胎萎不长。从舌苔、脉象分析，患者舌淡肥、苔白腻、脉沉弦滑为本虚而标实之象，舌淡而肥乃气血亏虚，苔白腻、脉沉弦滑乃邪毒内伏于冲任血海，结聚成癥。

盆腔 B 超提示子宫形态饱满，后壁增厚回声不均，CA-125 51U/mL，临床症状见痛经进行性加重 4 年，临床判断子宫腺肌病病势尚缓；输卵管造影提示双侧输卵管通畅，病变未波及盆腔及输卵管；女性激素化验结果均正常范围，说明卵巢功能尚可。

柴老师云："患者 32 岁，年龄尚轻，发挥中医药优势，如治疗得当，或可达到患者求子目的。"

辨证：邪伏冲任，瘀阻胞宫。

治法：清热解毒，化瘀散结。

方药：

金银花 10g	连 翘 10g	地 丁 10g	夏枯草 10g
生牡蛎 20g	柴 胡 5g	续 断 15g	百 合 10g
旱莲草 15g	桔 梗 10g	川 芎 5g	瞿 麦 10g
益母草 10g			

21 剂。水煎服，日一剂，分温两服。

方解：治疗第一阶段以解伏邪结聚之势为主。方中金银花、连翘、瞿麦、地丁、柴胡、旱莲草，清热解毒；川芎、益母草，活血化瘀；生牡蛎、夏枯草，软坚散结；佐川断益肾，为下一步治疗不孕做铺垫；百合，缓急、调和诸药。

二诊：2010 年 7 月 27 日。末次月经 2010 年 7 月 12 日，痛经症状明显减轻，基础体温呈不典型双相，舌嫩暗，脉细弦。

方药：

生牡蛎 15g	酒白芍 10g	地骨皮 10g	川 芎 5g
枳 壳 10g	茵 陈 10g	百 合 10g	合欢皮 10g
大腹皮 10g	桃 仁 10g	月季花 6g	白茅根 15g
金银花 12g	瞿 麦 10g		

21 剂。水煎服，日一剂，分温两服。

患者痛经症状减轻，说明伏邪结聚之势得到了有效控制。故二诊处方用药从清热解毒向清热滋阴过渡，方中去连翘、地丁苦寒之品，加地骨皮、白茅根、白芍。

三诊：2010 年 9 月 7 日。末次月经 2010 年 8 月 12 日，量少，痛经症状消失，基础体温不典型双相。舌肥淡，脉细沉滑。

方药：

| 太子参 12g | 枸杞子 12g | 阿胶珠 12g | 首 乌 10g |
| 续 断 15g | 月季花 6g | 车前子 10g | 三 棱 6g |

远 志 5g　　　杜 仲 10g　　　青 蒿 5g　　　白 芍 10g

21 剂。水煎服，日一剂，分温两服。

另：三七面 3g，月经期冲服 5 天。

患者痛经症状再缓解，说明子宫腺肌病病情得到控制。目前基础体温已经上升，顺势而为，积极助孕。方中以益气补肾为主，养血活血为辅，佐之以青蒿防治伏邪作祟；另经期三七面 3g 冲服，有两方面考虑：一者针对腺肌病痛经治疗；二者在经期服用又能免除妊娠禁忌之虑。

四诊：2010 年 11 月 30 日。末次月经 2010 年 11 月 11 日，量少，经期腹痛未作。基础体温不典型双相。舌肥淡红，脉细弦滑。2010 年 6 月至 12 月 BBT 见图附 6。

方药：

当 归 10g　　　阿胶珠 12g　　　川 芎 5g　　　续 断 15g

薏苡仁 12g　　　香 附 10g　　　柴 胡 5g　　　月季花 6g

瞿 麦 6g　　　金银花 10g　　　枳 壳 10g　　　三七面 3g $^{（冲服）}$

21 剂。水煎服，日一剂，分温两服。

患者基础体温呈不典型双相，说明其卵巢排卵并不理想。柴老师云："目前以益肾养血为主，同时勿忘子宫腺肌病之病因。方中加金银花、瞿麦佐之，此为治疗子宫腺肌病合并不孕之要点。"

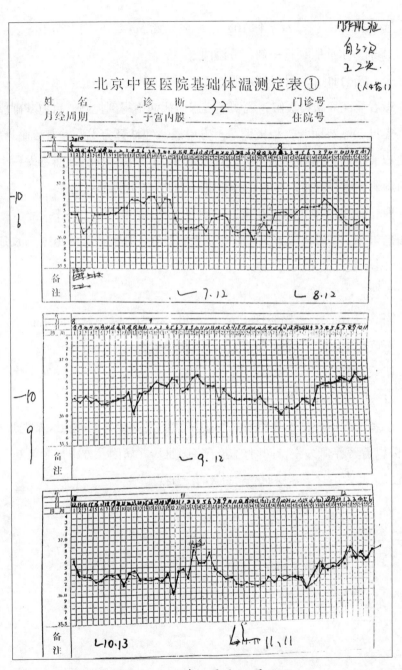

图附6 2010年6月至12月BBT

五诊：2011 年 1 月 4 日。末次月经 2010 年 12 月 9 日，BBT 近典型双相。舌肥淡，脉细滑。

2010 年 12 月 21 日 B 超检查（图附 7）：子宫后位，大小 5.4cm×4.8cm×4.6cm，形态饱满，后壁增厚，回声不均，宫腔线清晰，内膜厚 0.5cm。右卵巢 3.2cm×1.7cm，内见最大卵泡 1.4cm×0.9cm；左卵巢 2.8cm×1.2cm，内见最大卵泡 0.8cm×0.6cm。CDFI：未探及异常血流信号。超声提示：子宫腺肌症。

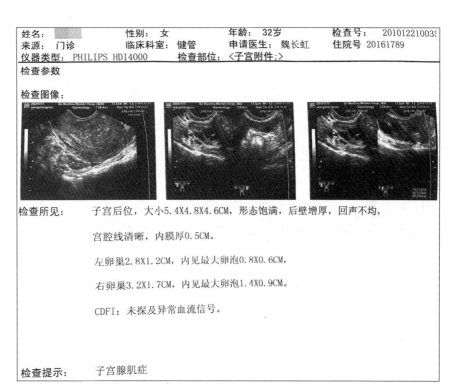

图附 7　2010 年 12 月 21 日 B 超检查

方药：

菟丝子 15g	黄　芩 10g	续　断 15g	当　归 10g
白　芍 10g	茵　陈 10g	茯　苓 10g	柴　胡 3g

旱莲草 10g   山 药 10g   白 术 10g   莲子心 3g

14 剂。水煎服，日一剂，分温两服。

医嘱：服 7 剂停药，月经第 5 天再服 7 剂。

方中以益肾健脾为主，佐之以黄芩、茵陈，清热解毒。

六诊：2011 年 2 月 15 日。末次月经 2011 年 1 月 14 日。现基础体温典型上升。舌暗淡，苔白，脉细滑。

方药：

冬瓜皮 15g   当 归 10g   远 志 5g   川 芎 5g

阿胶珠 12g   茯 苓 10g   女贞子 15g   合欢皮 10g

菟丝子 15g   泽 兰 10g   月季花 6g   白 芍 10g

香 附 10g

28 剂。水煎服，日一剂，分温两服。

医嘱：先服 7 剂，月经第 5 天开始服 21 剂。

柴老师云："积极备孕 3 个月无果，此时基础体温典型双相，提示排卵良好，应考虑加入行滞活血药物，以改善盆腔环境。"

七诊：2011 年 3 月 22 日。末次月经 2011 年 2 月 19 日，基础体温上升 16 天。舌淡红，脉细弦滑。2010 年 12 月至 2011 年 3 月 BBT 见图附 8。

3 月 16 日查：血 HCG 14.04U/L；3 月 17 日查：CA-125 31.5U/mL。3 月 19 日查：血 HCG 102.01U/L，E_2 276pg/mL，P > 40.40ng/mL。

方药：

覆盆子 15g   炒白术 10g   女贞子 15g   苎麻根 6g

百 合 10g   菟丝子 15g   枸杞子 15g   地骨皮 10g

莲子心 3g   椿 皮 6g   莲 须 10g   山 药 12g

21 剂。水煎服，日一剂，分温两服。

经过 9 个月中药治疗，患者成功受孕。因患者既往胚胎停止发育 3 次病史，此时予以益肾健脾保胎治疗。

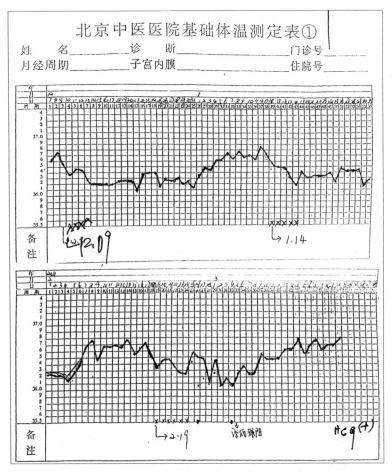

图附 8　2010 年 12 月至 2011 年 3 月 BBT

八诊：2011 年 4 月 12 日。停经 7$^+$ 周，末次月经 2011 年 2 月 19 日，4 月 11 日阴道少量出血。大便干，舌暗淡，脉沉弦滑。

4 月 11 日查：血 HCG 120723.3U/L，P 35.83ng/mL。4 月 8 日 B 超检查：宫内孕 7 周$^+$，单活胎。

方药：

覆盆子 15g	炒白术 10g	侧柏炭 20g	苎麻根 6g
山　药 15g	大小蓟炭 15g	莲　须 12g	莲子心 3g

旱莲草 15g　　太子参 6g

7 剂 。水煎服，日一剂，分温两服。

患者孕 7$^+$ 周，B 超提示早孕单活胎，但孕酮较前稍有下降，并出现阴道少量出血的症状，结合以往 7～8 周 3 次胎停育病史，此时要积极予以保胎治疗。方中覆盆子、山药、莲须、白术健脾益肾固冲安胎，侧柏炭、大小蓟炭、旱莲草、苎麻根清热止血固冲安胎，少量太子参加莲子心，益气清心，稳定情绪。

九诊：2011 年 4 月 19 日。末次月经 2011 年 2 月 19 日，孕 8$^+$ 周。无腹痛及阴道出血。舌淡暗，脉沉滑。

查血 HCG：170000U/L，P 40$^+$ng/mL。

方药：

覆盆子 12g	山　药 12g	炒白术 10g	苎麻根 6g
黄　芩 6g	莲　须 12g	菟丝子 15g	百　合 12g
椿　皮 6g	荷　叶 12g	莲子心 3g	

14 剂。水煎服，日一剂，分温两服。

患者目前情况良好，柴老师云："要继续保胎至 12 周方可以放心。"

治疗结果：本案患者同时患有子宫腺肌病和复发性流产，而患者主诉是求子。临床医生面临的问题是治疗复发性流产达到求子目的，同时要考虑腺肌病。制订怎样的治疗方案十分重要，需要根据患者各方面情况综合考量，个体化方案私人订制，治疗策略如下：①从病情出发，分析当前患者的临床症状：痛经及月经情况；超声检查提示；妇科肿标结果。对患者病情病势做出评估。②从病因出发，找出患者最初患病的病因，探寻致病因素，顺藤摸瓜，抓住主因进行治疗。③从病史出发，通过对病史了解，按图索骥，有计划逐步施治。④从患者自身条件出发，积极保护、维护正常的生理功能。

本案患者治疗疗程：腺肌病治疗 3 个月；腺肌症＋继发不孕症治疗 3

个月；继发不孕症＋复发性流产治疗 3 个月；复发性流产＋先兆流产 3 个月。治疗历时近 1 年，最终得到令患者满意的结果。

案 7　徐某，女性，31 岁，已婚，未育。初诊日期：2011 年 6 月 20 日。

主诉：行经腹痛 4 年，发现盆腔包块 3 年，未避孕 3 年未孕。

现病史：患者自述 6 年前体检时发现双侧卵巢囊肿，此后未做复查。以往月经正常，$\frac{6\sim7}{28\sim30}$ 天，经量中，无痛经。于 2007 年结婚，2007 年 12 月人工流产术后开始痛经。2008 年 8 月自然流产后未净，又行药物流产，之后痛经加重。2008 年 12 月在朝阳妇儿医院 B 超提示：子宫腺肌症；双侧卵巢囊肿。予口服孕三烯酮 2 个月后，闭经，间断服用黄体酮治疗。2010 年 6 月 2 日朝阳妇儿医院 B 超提示：子宫腺肌症并腺肌瘤；右附件区非纯囊性回声；左卵巢囊肿（巧囊可能）。于 2010 年 6 月 3 日行腹腔镜手术：右卵巢囊肿（4cm 巧囊）剔除术＋盆腔粘连松解＋左侧系膜囊肿（0.5cm、0.8cm）剔除＋左侧卵巢楔型切除＋美兰通液术（双侧输卵管通畅）。术后 2010 年 6 月至 12 月肌注达菲林 6 个周期，于 2011 年 2 月月经来潮，经量多，痛经。B 超提示：子宫腺肌症合并子宫腺肌瘤直径 3.5cm，左侧卵巢囊肿（巧囊）直径 2.2cm。近 4 个月月经周期逐渐提前，23 ～ 25 天行经一次，经量逐渐增多，痛经症状进行性加重。

经孕胎产史：已婚 4 年，G2P0，2007 年人流 1 次，2008 年自然流产＋药物流产 1 次。未避孕 3 年未孕。月经 $\frac{5\sim6}{23\sim35}$ 天，量多，痛经（++）。

既往病史：无特殊病史，无传染病史，无药物过敏史及其他过敏史。

刻下症：纳可，眠佳，二便调。末次月经 2011 年 6 月 9 日，月经量多，痛经（++）持续 2 天，经色红，有大血块。舌瘦红，苔干，脉细滑。

辅助检查：2011 年 1 月 11 日北京朝阳妇儿医院超声检查报告单：

子宫后位，宫体 5.5cm×6.2cm×5.5cm，形态规则，肌层回声不均，后壁肌层增厚，内回声明显不均，内见中等回声团 3.4cm×3.5cm 边界不清，形态欠规则，内膜厚约 1.2cm，内回声尚均匀。左侧卵巢内探及大卵泡 1.8cm×1.6cm，左侧卵巢内探及囊性回声 2.2cm×2.1cm，边界清，形态尚规则，内透声差，右侧卵巢未见明显异常。盆腔未见明显游离液体。

检查结论：子宫腺肌病合并子宫腺肌瘤；左侧卵巢囊肿（巧囊）。

病情分析：患者人工流产术后行经腹痛，进行性加重，证属中医学"痛经"范畴；患者 G2P0，人工流产 1 次，自然流产 1 次，3 年来未避孕未孕，证属中医学"不孕症"范畴；患者 2010 年于腹腔镜下行卵巢子宫内膜异位囊肿剥除术，术后肌注达菲林 6 个月，2011 年 2 月 B 超提示：子宫腺肌瘤及左卵巢巧囊，证属中医学"癥瘕"范畴。

中医诊断：痛经，癥瘕，不孕症。

西医诊断：子宫腺肌病，子宫内膜异位症，继发不孕症。

诊疗思路：患者病起于流产后，湿热毒邪伏于冲任血海，与血搏结，日久结聚形成癥瘕，故而临床检查见子宫腺肌瘤及巧囊形成；癥瘕瘀阻胞宫、胞脉、胞络，故而不能成孕。患者不孕病因起于癥瘕（子宫内膜异位症），患者经过手术＋药物治疗，从目前症状分析，病情反复病势活跃，手术及药物治疗均未达到令人满意的疗效，转而求治于中医中药。柴老师云："对于这个患者的治疗方案，第一步尽量控制病情发展，第二步创造条件积极促进妊娠。如能成孕，对于子宫内膜异位症病情稳定趋好十分有利。"由于目前患者病情发展趋势较猛，治疗侧重于"清热解毒除湿，通络散结，化瘀行滞"，即是针对子宫腺肌病和子宫内膜异位症的，待其病势得以有效控制再做他求。

辨证：湿热毒邪，结聚血海，瘀阻胞脉。

治法：清热解毒除湿，通络散结，化瘀行滞。

方药：

茵　陈 15g　　炒薏苡仁 20g　　益母草 10g　　夏枯草 12g

茜　草 10g	川楝子 6g	橘　络 12g	橘　核 12g
路路通 12g	金银花 12g	连　翘 12g	野菊花 10g
鳖　甲 10g	青　蒿 6g		

14 剂。水煎服，日一剂，分温两服。

医嘱：①禁食辣椒、羊肉、豆类食品。避免辛辣燥热之品刺激子宫内膜异位病灶活跃。②测 BBT（基础体温），动态观察患者卵巢功能情况。③复查 B 超、CA-125、女性激素六项，评估子宫腺肌病及子宫内膜异位症病情，病势及预后，了解卵巢功能。④建议避孕。

方解：方中金银花、连翘、野菊花、夏枯草、茵陈、青蒿、炒薏苡仁，清热解毒除湿；橘核、橘络、路路通、川楝子、鳖甲，通络散结；益母草、茜草，化瘀行滞。

二诊：2011 年 7 月 4 日。患者药后无不适，饮食二便可，现 BBT 上升 7 天，左下腹痛隐隐。舌红，苔少，脉弦细滑。

方药：

太子参 12g	三七面 3g（分冲）	益母草 12g	夏枯草 12g
酒白芍 15g	生甘草 6g	路路通 12g	川楝子 6g
鳖　甲 10g	炮　姜 6g		

14 剂。水煎服，日一剂，分温两服。

医嘱：见月经服。因其未避孕，故暂停药观察，待经期开始服药。

三诊：2011 年 7 月 25 日。末次月经 2011 年 7 月 6 日，痛经有所减轻，经量较前减少，经色暗红，血块较前减少，BBT 呈不典型双相，形态呈坡型上升及下降。现 BBT 上升 2 天（本月目前无性生活）。舌红（偏左），少苔，脉细弦。

辅助检查：2011 年 7 月 8 日北京市朝阳区妇儿医院查女性激素检测：T 20.9ng/dL，FSH 10.20mIU/mL，LH II 1.0mIU/mL，PRL 8.7ng/mL，E_2 < 25pg/mL，P 0.34ng/mL。

2011 年 7 月 8 日北京市朝阳区妇儿医院 CA–125 检测：591.50U/mL
（≤35）；2011 年 7 月 15 日北京市朝阳区妇儿医院 CA–125 检测：
197.8U/mL（≤35）。

2011 年 7 月 20 日首都医科大学附属北京中医医院超声提示：子宫大，
腺肌症不除外；左侧巧囊（大小 3.2mm×2.2cm）。

方药：

茵　陈 15g	青　蒿 10g	炒薏苡仁 20g	生牡蛎 20g
川　贝 10g	益母草 12g	夏枯草 12g	连　翘 12g
知　母 6g	川　柏 3g	茜　草 12g	野菊花 12g
寒水石 12g	金银花 12g		

7 剂。水煎服，日一剂，分温两服。

医嘱：避孕。

通过 B 超检查、CA–125 检测、女性激素检测，对于患者现阶段病情
得到客观了解，一方面子宫内膜异位症病情病势仍较活跃，另一方面经过
前期手术＋药物治疗患者的卵巢功能低落。柴老师云："此时要加强对子
宫内膜异位症的治疗力度，只有有效地控制住子宫内膜异位症的病情、病
势，患者才有受孕的机会。"

四诊：2011 年 8 月 3 日。患者今日月经来潮，腹痛较前减轻过半，经
量较前减少三成，经色暗红，血块不多。舌红，少苔，脉细弱无力。

方药：

太子参 15g	三七面 3g^{（分冲）}	益母草 12g	夏枯草 12g
炒蒲黄 10g	炮　姜 3g	延胡索 10g	炒薏苡仁 20g
茜草炭 12g	川萆薢 12g		

7 剂。水煎服，日一剂，分温两服。

患者痛经月经量多等诸症减轻，说明病势见缓，病情得到有效控制，
目前正值经期，方中以太子参加三七面作为君药，扶正、止痛、化瘀、

消癥。

五诊：2011 年 8 月 10 日。末次月经 8 月 3 日，痛经 1 天，症状明显减轻，经量中等，色暗红，前 BBT 不典型双相。纳可，二便调，寐安。舌红，少苔，脉细滑。

方药：

茵　陈 15g	青　蒿 10g	炒薏苡仁 20g	生牡蛎 20g
川　贝 10g	益母草 12g	夏枯草 12g	连　翘 12g
知　母 6g	川　柏 3g	茜　草 12g	野菊花 12g
北沙参 15g	金银花 12g		

14 剂。水煎服，日一剂，分温两服。

另：三七面 1.5g，日 2 次，月经期冲服。

六诊：2011 年 8 月 31 日。末次月经 2011 年 8 月 28 日，腹坠痛隐隐，经量中等，色暗红，前 BBT 上升 10 天，形态较前明显好转。纳可，便调，寐安。舌红，少苔，脉细弦。

方药：

茵　陈 15g	青　蒿 10g	炒薏苡仁 20g	生牡蛎 20g
浙贝母 12g	益母草 12g	夏枯草 12g	连　翘 12g
知　母 6g	川　柏 3g	茜　草 12g	野菊花 12g
荷　梗 12g	金银花 12g	寄　生 12g	北沙参 15g

21 剂。水煎服，日一剂，分温两服。

另：三七面 1.5g，日 2 次，月经期冲服。

七诊：2011 年 9 月 28 日。末次月经 2011 年 9 月 26 日，腹坠痛隐隐，经量经色正常，前 BBT 上升 9 天，上升及下降呈坡型。纳可，便调，寐安。舌红，苔少，脉细滑无力。

方药：

续　断 15g	北沙参 15g	夏枯草 12g	益母草 12g

茜　草 12g　　　炒薏苡仁 20g　　野菊花 12g　　　川楝子 6g

鳖　甲 10g　　　青　蒿 6g　　　橘　核 12g　　　橘　络 12g

14 剂。水煎服，日一剂，分温两服。

八诊：2011 年 10 月 12 日。患者末次月经 2011 年 9 月 26 日至 9 月 30 日，现 BBT 单相，纳可，便调，寐安。舌红，少苔，脉细滑。2011 年 7 月至 2011 年 10 月 BBT 见图附 9。

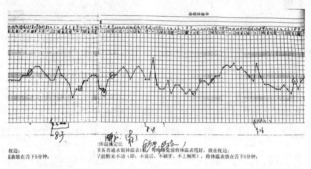

图附 9　2011 年 7 月至 2011 年 10 月 BBT

辅助检查：2011 年 10 月 7 日北京市朝阳区妇儿医院超声检查（图附 10）示子宫后位，宫体约 7.7cm×8.5cm×7.7cm，肌层回声明显不均匀，后壁增厚，内见低回声团 4.9cm×4.8cm，界限不清，内膜厚约 1.1cm，内回声不均。右侧附件区见囊性回声 2.7cm×1.9cm，左卵巢内见囊性回声 2.3cm×2.1cm，边界尚清。盆腔未探及游离液体。超声提示：子宫腺肌症合并腺肌瘤；右附件区囊肿；左附件区囊性回声。

建议复查 CA-125。

方药：

生牡蛎 20g　　　益母草 12g　　　夏枯草 12g　　　炒薏苡仁 20g

连　翘 12g　　　茵　陈 12g　　　茜　草 12g　　　橘　核 12g

橘　络 12g　　　浙贝母 12g　　　野菊花 12g　　　马齿苋 15g

14 剂。水煎服，日一剂，分温两服。

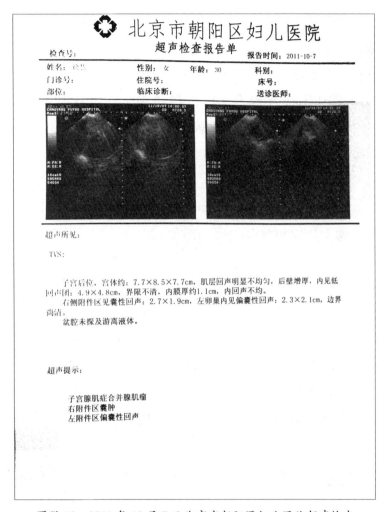

图附 10　2011 年 10 月 7 日北京市朝阳区妇儿医院超声检查

经过 4 个月的治疗，月经周期经期经量正常，痛经症状明显减轻，卵巢功能逐渐恢复，但同时子宫腺肌瘤也在不断增长，瘤体接近 5cm，复查 CA–125。

柴老师云："对于子宫腺肌病、子宫内膜异位症同时有生育要求的患者，治疗常常陷于两难的情况，此时发挥中医药的优势，随病证而治，灵活处方，在子宫腺肌病、子宫内膜异位症与不孕症病情变化之间，权衡轻重，调整用药策略。如子宫腺肌病、子宫内膜异位症的病情得到有效控制时，积极益肾助孕；子宫腺肌病、子宫内膜异位症病情反复，及时调整用药积极控制子宫腺肌病、子宫内膜异位症的病情病势。"

九诊：2011 年 10 月 26 日。末次月经 2011 年 10 月 22 日至 10 月 26 日，腹坠痛隐隐，经量经色正常，前 BBT 上升呈坡型。纳可，便调，寐安。舌红，少苔，脉细滑。

辅助检查：2011 年 10 月 24 日北京市朝阳区妇儿医院查女性激素检测示 T 31.1ng/dL，FSH 12.90mIU/mL，LH Ⅱ 1.1mIU/mL，PRL 8.5ng/mL，E_2 25.00pg/mL，P 0.34ng/mL。

方药：

生牡蛎 20g	益母草 12g	夏枯草 12g	炒薏苡仁 20g
连　翘 12g	茵　陈 12g	青　蒿 10g	橘　核 12g
橘　络 12g	浙贝母 12g	鳖　甲 12g	北沙参 15g

14 剂。水煎服，日一剂，分温两服。

十诊：2011 年 11 月 9 日。末次月经 2011 年 10 月 22 日，目前 BBT 呈上升之势（图附 11）。舌红，少苔，脉细滑。

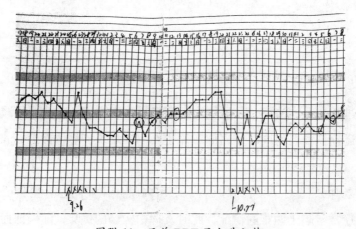

图附 11　目前 BBT 呈上升之势

　　2011 年 10 月 31 日复查 B 超（图附 12）：患者卵巢功能日趋向好，但同时子宫腺肌瘤体不断增长。

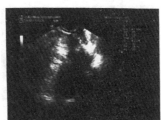

北京市朝阳区妇儿医院
彩色超声报告单　GE-1

登录号：11031078　　姓名：徐慧　　性别：女　　年龄：30

超声号：　　　　　病区：门诊　　门诊号：　　住院号：

住址：

A:　　　　　　　　　B:

超声所见：　TVS

　　子宫前位，大小为7.0×7.2×6.5cm，子宫肌层回声明显均匀，后壁肌层见中等回声团：5.2×4.7cm，界限尚清，未见明显血流信号。内膜厚约0.6cm。

　　左侧卵巢内见见囊性回声：2.0×1.8cm，界限清，内见密集弱点状回声，未见明显血流信号。

　　右侧卵巢未见明显异常。

　　盆腔未探及游离液体。

诊　　断：

　　子宫腺肌瘤
　　左侧卵巢囊肿（巧囊？）

图附 12　2011 年 10 月 31 日复查 B 超

患者于 2011 年 11 月 2 日、11 月 4 日 B 超监测卵泡（图附 13，图附
14）。

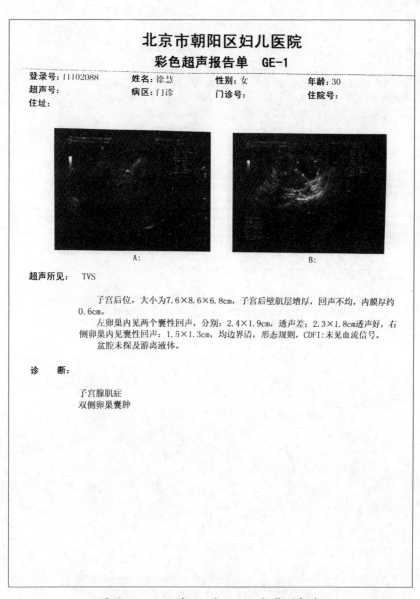

图附 13　2011 年 11 月 2 日 B 超监测卵泡

北京市朝阳区妇儿医院

彩色多普勒超声诊断报告单

超声编号：1000HS3　　　　　　　　　　　　　　检查日期：2011-11-4
13:27:12

姓名：徐思	性别：女	年龄：30 岁	申请医生：
病历号：	门诊号：	床号：	申请科室：
孕周：	检查部位：		

超声图像：

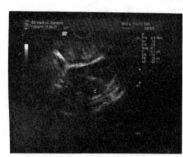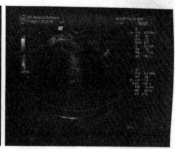

超声所见：
　　TVS

　　　　子宫前位，宫体：7.1×7.3×6.5cm，子宫形态不规则，肌层回声不均匀，探及数个中低回声结节，最大位于后壁：5.3×4.7cm，界限尚清，CDFI：见点状血流信号。内膜厚约0.9cm，回声尚均。

　　　　左侧卵巢内囊性回声 2.9×2.3cm，内部透声好，CDFI：未见血流信号。其旁探及无回声：2.2×1.9cm，内呈细点状。

　　　　盆腔未探及游离液体。

超声诊断：

　　子宫多发肌瘤 腺肌瘤
　　左侧卵巢内囊性回声：巧囊？

图附 14　2011 年 1 月 4 日 B 超监测卵泡

方药：

生牡蛎 15g	益母草 12g	夏枯草 12g	连　翘 12g
女贞子 15g	桑　椹 12g	枸杞子 12g	丹　参 12g
熟　地 10g	橘　核 12g	橘　络 12g	路路通 12g
川楝子 6g

7 剂。水煎服，日一剂，分温两服。

十一诊：2011 年 11 月 16 日。末次月经 2011 年 10 月 22 日，现 BBT 上升 8 天。舌红，少苔，脉细滑。

方药：

菟丝子 12g	覆盆子 12g	枸杞子 12g	桑　椹 12g
茯　苓 12g	山　药 12g	陈　皮 6g	竹　茹 6g
百　合 12g	生甘草 6g

7 剂。水煎服，日一剂，分温两服。

患者 BBT 上升 8 天，患者诉未避孕，此时予以益肾健脾固冲之法。

十二诊：2011 年 11 月 23 日。末次月经 2011 年 10 月 22 日，BBT 上升 15 天。纳可，便调，寐安，舌红，少苔，脉细滑。

辅助检查：2011 年 11 月 21 日北京市朝阳区妇儿医院检验报告单。PROG＞40ng/mL，β–HCG 219mIU/mL。

方药：

| 菟丝子 12g | 覆盆子 12g | 茯　苓 12g | 川　贝 3g |
| 陈　皮 6g | 荷　叶 10g | 生甘草 6g | 竹　茹 6g |

7 剂。水煎服，日一剂，分温两服。

患者 BBT 上升 15 天，理化检查确诊妊娠，予以固肾健脾安胎之法。

十三诊：2011 年 11 月 30 日。末次月经 10 月 22 日，目前 BBT 上升 22 天（图附 15），腹坠痛隐隐，便干，纳可，寐安。舌红，少苔，脉细滑。

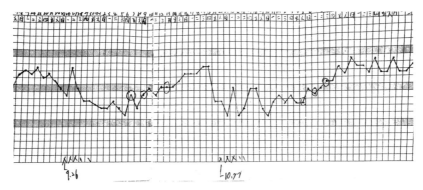

图附 15　目前 BBT 上升 22 天

辅助检查：2011 年 11 月 21 日北京市朝阳区妇儿医院检验报告单：PROG 29.27ng/mL；β-HCG 5960.0mIU/mL。

方药：

| 菟丝子 20g | 覆盆子 20g | 太子参 15g | 川　贝 5g |
| 椿　皮 6g | 荷　叶 12g | 苎麻根 6g | 生甘草 6g |

7 剂。水煎服，日一剂，分温两服。

黄体酮注射液 40mg 肌注，日 1 次 ×7 日

患者 BBT 上升 22 天，β-HCG 5960.0mIU/mL 上升较好，PROG 29.27ng/mL 指标下降。肌注黄体酮 40mg，日 1 次 ×7 日，补充孕酮的不足。

中药固肾安胎。

十四诊：2011 年 12 月 7 日。BBT 上升 29 天，恶心时作，腹坠痛隐隐，便调，寐安。舌红，少苔，脉细滑。

2011 年 12 月 5 日北京市朝阳区妇儿医院检验报告单：PROG ＞ 40 ng/mL；β-HCG 22120.0 mIU/mL。

方药：

| 菟丝子 20g | 覆盆子 20g | 太子参 15g | 川　贝 5g |

椿　皮 6g　　　荷　叶 12g　　　竹　茹 6g　　　生甘草 6g

7 剂。水煎服，每日 2 次。

黄体酮注射液 20mg 肌注，日 1 次 ×7 日。

十五诊：2011 年 12 月 14 日。BBT 上升 36 天，恶心时作，时腹抽痛，便调，寐安。舌红，少苔，脉细滑。

辅助检查：2011 年 12 月 12 日北京市朝阳区妇儿医院检验报告单：PROG 36.25 ng/mL，β–HCG 47310.0 mIU/mL。

方药：

菟丝子 20g　　　覆盆子 20g　　　太子参 15g　　　川　贝 5g

椿　皮 6g　　　荷　叶 12g　　　竹　茹 6g　　　生甘草 6g

金银花 10g　　　茵　陈 10g

7 剂。水煎服，日一剂，分温两服。

黄体酮注射液 20mg 肌注，日 1 次 ×7 日。

十六诊：2011 年 12 月 21 日。BBT 上升 43 天，恶心时作，腹痛时作，便调，寐安。舌红，少苔，脉细滑。

辅助检查：2011 年 12 月 19 日北京市朝阳区妇儿医院检验报告单：PROG 36.93 ng/mL，β–HCG 56470.0 mIU/mL。

2011 年 12 月 19 日北京市朝阳区妇儿医院报告彩超报告单：子宫前位，宫体增大，肌层回声不均，后鼻尖低回声团，大小约 5.7cm×5.5cm，宫腔内见胎囊，大小约 3.0cm×3.0cm×2.3cm，囊内见卵黄囊，胎芽长约 1.8cm，可见胎心管搏动。

双附件区显示不清。盆腔未探及游离液体。

诊断：宫内早孕 8 周[+]；子宫腺肌瘤。

方药：

菟丝子 20g　　　覆盆子 20g　　　茯　苓 15g　　　川　贝 5g

黄芩炭 6g　　　荷　叶 12g　　　竹　茹 6g　　　生甘草 6g

金银花 12g　　　连　翘 10g

7 剂。水煎服，日一剂，分温两服。

黄体酮注射液 20mg 肌注，日 1 次 ×7 日。

医嘱：患者卧床静养。

患者目前孕 7 周⁺，各项检测指标良好，提示胚胎发育正常，子宫后壁腺肌瘤较前有增大（直径 5.5 ～ 5.7cm），从 B 超片上看胎盘位于子宫后壁。

十七诊：2011 年 12 月 29 日。孕 9 周，BBT 上升 51 天，时恶心，时腹痛，腿肿，便干，多梦。舌红，脉细滑稍数。

2011 年 12 月 27 日北京市朝阳区妇儿医院检验报告单：PROG 36.89 ng/mL，β–HCG 61360.0 mIU/mL。

方药：

菟丝子 12g　　　覆盆子 12g　　　金银花 15g　　　连　翘 15g
川　贝 6g　　　茯　苓 15g　　　莲子心 3g　　　百　合 12g
茯苓皮 15g　　　荷　叶 15g　　　茵　陈 15g　　　冬瓜皮 20g

7 剂。水煎服，日一剂，分温两服。

黄体酮注射液 20mg 肌注，日 1 次 ×7 日。

十八诊：2012 年 1 月 4 日。孕 10 周，BBT 上升 57 天，近日感冒打喷嚏，流涕，头疼，纳差，便干，寐欠安，舌红，少苔，脉细滑。

方药：

金银花 12g　　　苏　叶 6g　　　芦　根 15g　　　荷　叶 15g
生甘草 6g　　　北沙参 12g

5 剂。水煎服，日一剂，分温两服。

患者妊娠合并感冒，予以清热解毒，滋阴润燥。

十九诊：2012 年 1 月 11 日。孕 11 周，BBT 上升 64 天（图附 16），无腹痛及阴道出血，纳可，便干，寐安。舌红，苔少，脉细滑。

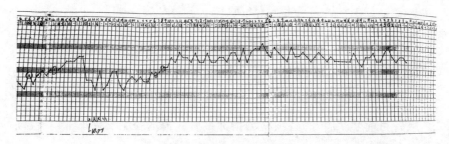

图附 16 BBT 上升 64 天

方药：

北沙参 15g   茯 苓 12g   荷 叶 12g   金银花 12g

川 贝 5g   莲子心 3g   菟丝子 12g   生甘草 6g

7剂。水煎服，日一剂，分温两服。

患者妊娠 12 周，转待产医院产前门诊。

追访： 2012 年 3 月 19 日北京市朝阳区妇儿医院超声报告单诊断意见：宫内中孕，单活胎约 21 周（胎盘前置）；子宫腺肌瘤不除外（6.8～5.7cm）。

2012 年 6 月 4 日孕 32 周[+]，中央型前置胎盘，产前出血，行剖宫产手术，胎儿出生体重 2030g。婴儿 50 天因吸入性肺炎并肺部感染夭折。

治疗结果： 患者子宫腺肌瘤及双侧巧囊经过手术及药物治疗后，子宫腺肌瘤加重巧囊复发，回顾患者病史及治疗经过有以下几点体会：

①患者 6 年前于体检时发现卵巢囊肿，说明体检对于早期发现妇科肿瘤非常重要，作为临床医生有义务向广大妇女宣传定期体检的重要性。同时发现问题一定要嘱咐患者定期复查。

②对于已婚适龄妇女要慎重对待流产，尤其是首次妊娠者。对于以往有妇科病史的患者选择终止妊娠尤其要慎重，作为临床医生有义务对患者进行宣教。

③对于发现妇科病特别是子宫内膜异位症、子宫腺肌瘤的患者，在病

情允许的情况下，如包块直径小于 5cm 者选择保守一些的治疗方法，在病情病势得到有效控制后再积极助孕；如包块大于 5cm，或病情病势尚未有效控制者，应采取积极的治疗措施，缩小或减灭包块后再行妊娠则更为稳妥。但对于妊娠后包块继续增大者临床处理确实十分棘手。

④对于腺肌瘤及巧囊患者，妊娠后应密切关注宫内及盆腔情况，如胎盘位置等。如果孕早期胎盘位置不良应予以高度重视。

本案病情复杂，有腺肌病、有巧囊、有胎停育、有月经病、继发不孕症，历经孕三烯酮治疗、腹腔镜手术治疗、达菲林治疗，未果。转中医中药治疗 4 个月后怀孕，其时病情病势并未得到很好控制，怀孕后腺肌病进一步加重，于孕 32 周 $^+$，因中央型前置胎盘，产前出血，行剖宫产手术，胎儿出生体重 2030g。婴儿 50 天因吸入性肺炎并肺部感染夭折。结果令人扼腕。从个案中汲取经验教训，故此选录。